Ortrud Bronner

Der Ellbogen

und seine funktionelle Behandlung nach Verletzungen

Pflaum Verlag München

Die Autorin:

Ortrud Bronner,
Leiterin der Schule für Physiotherapie des Kantonspitals Basel

CIP-Titelaufnahme der Deutschen Bibliothek

Bronner, Ortrud:

Der Ellbogen und seine funktionelle Behandlung nach Verletzungen / Ortrud Bronner. – München: Pflaum, 1989
(Fachbuchreihe Krankengymnastik)

ISBN 3-7905-0553-6

Satz und Binden: Pustet, Regensburg
Druck: Pflaum, München

Inhalt

Vorwort

Die positiven Rückmeldungen über das im gleichen Verlag erschienene Buch, «Die Schulter und ihre funktionelle Behandlung nach Verletzungen und bei rheumatischen Erkrankungen», ermutigten mich, nach dem gleichen Konzept eine Monographie über den Ellbogen zu schreiben.

Die ursprüngliche Idee, dem erkrankten, schmerzhaften Gelenk ein Kapitel zu widmen, wurde wieder fallen gelassen, weil die funktionelle Behandlung zwar zentrales Thema dieser Abhandlung ist, nicht jedoch Schwerpunkt bei der Behandlung entzündlicher Prozesse. In diesen Fällen hat die Schmerzbekämpfung den Vorrang.

Wohl bietet die physikalische Therapie zahlreiche Möglichkeiten an, den Schmerz zu lindern, jedoch kann nicht zuverlässig voraus gesagt werden, welches der Mittel unter den gegebenen Voraussetzungen wirksam sein wird. Ich denke insbesondere an die vielfach therapieresistente laterale und mediale Epicondylitis humeri. Die Behandlung dieses Leidens stützt sich auf die mannigfachsten Erfahrungen des Therapeuten, welche von Eis über Wärme, Ultraschall, Elektrotherapie bis zu Schulter- und Wirbelsäulenbehandlungen reichen.

Zwar wäre die Auseinandersetzung mit jeder der denkbaren Lösungen des Problems lohnend, würde jedoch den Rahmen dieser Abhandlung sprengen.

Hat die Erkrankung ein Stadium erreicht, in dem die funktionellen Störungen gegebenenfalls in den Vordergrund der Behandlung rücken, mag der ratsuchende Therapeut brauchbare Anregungen in diesem Bändchen finden.

Der Ellbogen als dem Körperabschnitt Arme zugehöriger Teil kann nicht funktionell behandelt werden, ohne die Schulter- und Schultergürtelgelenke sowie die Wirbelsäule einzubeziehen. Diese Bereiche wurden in dem erwähnten Schultertitel ausführlich behandelt, weshalb an etlichen Stellen der vorliegenden Arbeit darauf verwiesen wird. Um Wiederholungen zu vermeiden, wurde ebenso mit Übungen verfahren, die speziell die Schulter- und Schultergürtelgelenke betreffen.

Zum besseren Verständnis wurden Begriffe, welche in «Die Schulter» ausführlich besprochen wurden, in das Glossar aufgenommen und in Kurzfassung erläutert.

Bei der Suche nach geeigneten Patienten für die fotografische Dokumentation von Ausweichbewegungen hatte ich besondere Mühe jemanden zu finden, der das beschriebene Verhalten deutlich aufwies. Da all diese Patienten von meinen ehemaligen und gegenwärtigen Schülerinnen und Schülern, wie in diesem Buch empfohlen, behandelt wurden, sehe ich die Richtigkeit des Vorgehens bestätigt.

Es würde mich freuen, wenn der erste Teil des Buches auch dem mit der funktionellen Bewegungslehre nach Klein-Vogelbach unvertrauten Leser das für die Behandlung notwendige Grundverständnis erschließen könnte. Das Kapitel wurde mit dieser Absicht verfaßt, wobei auf Begriffe, welche für den Uneingeweihten schwer zugänglich sind, weitgehend verzichtet wurde.

Es ist nicht möglich, eine solche Arbeit ohne die Hilfe anderer auszuführen. So danke ich allen, die mich auf die vielfältigste Art dabei unterstützt haben, insbesondere

- meinen Patientinnen und Patienten, die mich alle ein Stückchen weiter gebracht haben,
- meinen Schülerinnen und Schülern für ihre Fragen und Zweifel,
- Regula Bircher, Katrin Eicke, Irene Gantert, Anneliese tum Suden-Weickmann, Brigitte Waser, Rita Wüest für die Durchsicht des Manuskripts und die wertvollen Anregungen,
- Sabine Mack Glausen, dem geduldigsten aller geduldigen Fotomodelle, sowie Vera Egli,
- Paul Merkle von der Fotoabteilung des Frauenspitals, weil er das

Unmögliche möglich machte, sowie der Fotoabteilung des Kantonspitals Basel,
- Barbara Rothweiler und Carola Sachs, weil sie mir Röntgenbilder und Zeichnungen aus ihrer unveröffentlichten Diplomarbeit überlassen haben,
- und schließlich den Mitarbeitern des Pflaum Verlages für ihr Engagement bei der Entstehung des Buches.

Basel 1989 *Ortrud Bronner*

Einleitung

Das Ellbogengelenk als dem funktionellen Körperabschnitt Arme zugehöriger Drehpunkt hat verschiedene Aufgaben zu erfüllen.

Einerseits wird hier der Abstand der Hand zum Körper geregelt, wird diese den erforderlichen oder beabsichtigten Tätigkeiten entsprechend gedreht und gewendet. Andererseits wird im Ellbogengelenk der Hebel Arm angemessen verkürzt oder verlängert, wenn dessen Gewicht reaktiv zur Erhaltung des Gleichgewichts des Körpers eingesetzt wird.

Verletzungen im Bereich des Ellbogens stören den normalen Ablauf von Bewegungen. Es entstehen Ausweichbewegungen, die sich unabhängig von Alter, Geschlecht und konstitutionellen Besonderheiten des Patientenkörpers gleichen.

Die anatomische Konstruktion des Ellbogengelenks macht die enge Beziehung zu seinen Nachbargelenken und die damit verbundene funktionelle Abhängigkeit von diesen deutlich.

Die das Gelenk bildenden Knochen gehen eine Partnerschaft mit dem proximal angrenzenden Schulterblatt und den distal angrenzenden Handwurzelknochen ein. Daher ist es naheliegend, daß bei Einschränkungen der Beweglichkeit des Ellbogengelenks zweckdienliche Bewegungstoleranzen der Nachbargelenke genutzt werden, wodurch sich das erwartete Bewegungsbild verändert.

Auch die Hauptbeweger des Ellbogengelenks Bizeps und Trizeps stellen durch ihre Insertionen an der Skapula eine Verbindung zum Humeroskapulargelenk her. Sie unterstützen als Synergisten die Hauptbeweger am Humeroskapulargelenk bei Bewegungsausschlägen des Arms nach ventral und dorsal.

Die am medialen bzw. lateralen Epicondylus humeri entspringenden langen Flexoren und Extensoren von Handgelenk und Fingern können bei Störungen am Ellbogen in Mitleidenschaft gezogen sein, wodurch die Funktionen der Hand beeinträchtigt werden. Die Erfahrung hat gezeigt, daß die Lösung von Bewegungsproblemen am Ellbogen wirksamer und rascher erfolgen kann, wenn die lokale Störung in ihrer Auswirkung auf das Haltungs- und Bewegungsverhalten insgesamt beurteilt und behandelt wird.

VORAUSSETZUNGEN FÜR DIE BEURTEILUNG VON BEWEGUNGSSTÖRUNGEN, WELCHE IHRE URSACHE IM ELLBOGEN HABEN

1 Der funktionelle Status

Im funktionellen Status wird systematisch nach Befunden gesucht, welche ein möglichst genaues Zustandsbild des Patienten entstehen lassen. Dabei interessieren nicht nur Auffälligkeiten, welche als Folge der Verletzung oder Erkrankung zu erwarten sind, sondern auch solche, welche als unveränderbare Besonderheiten des Körpers das Haltungs- und Bewegungsverhalten des Individuums beeinflussen, ja prägen.

Bei der Datensammlung wird grundsätzlich vorgegangen, wie in «Die Schulter»*, Teil 1, Abschnitt 1 (s. S. 16) empfohlen, wobei lediglich der Ellbogen als Verursacher der Störung im Zentrum der Ermittlungen steht.

In bezug auf die *Konstitution* sind es die Breiten und Tiefen des Rumpfes, welche in ihrer Verhältnismäßigkeit beurteilt werden müssen, (s. «Die Schulter», Teil 1, Abschnitt 1.2, S. 17). Diese individuellen, unbeeinflußbaren Gegebenheiten des Patientenkörpers bestimmen wesentlich das Verhalten des Körperabschnitts Arme, insbesondere beim Gehen, im aufrechten Stand, aber auch bei verschiedenen Tätigkeiten mit den Händen.

Bei der Untersuchung der *Beweglichkeit* müssen das Humeroskapulargelenk sowie die Gelenke des Schultergürtels einbezogen werden, vor allem nach längerer Ruhigstellung des Arms (s. «Die Schulter», Teil 1, Abschnitt 1.3, S. 20).

* O. Bronner/E. Gregor, Die Schulter und ihre funktionelle Behandlung ..., Pflaum Verlag München

1.1 Beweglichkeitsuntersuchungen des Ellbogengelenks

Es ist weitaus weniger kompliziert, die Beweglichkeit des Ellbogengelenks zu beurteilen, als jene des Humeroskapulargelenks. Zum einen hat das Gelenk nur zwei Freiheitsgrade, zum andern sind es lange Hebel, welche im Drehpunkt enden und als solide Schenkel zur Winkelbestimmung der Scharnierbewegungen Flexion/Extension genutzt werden können. Aber auch die Rotationsbewegungen Pronation und Supination können mit Hilfe von gut sichtbaren Zeigern in Winkelgraden ermittelt werden.

Die zur Beobachtung und Messung von Bewegungsausschlägen des Ellbogengelenks geeigneten Orientierungshilfen sind körpereigene Punkte, Linien und Achsen.

Punkte

Proximal: Ein beliebiger Punkt ventral am Humeruskopf.

Distal: Processus styloideus ulnae und radii, handgelenknaher Punkt volar/dorsal zwischen den beiden Processus styloidei.

Linien

Die ventral gelegene Beugefalte des Ellbogengelenks, die dorsal über dem Olekranon sich spannende beziehungsweise sich fältelnde Haut, quere Hautfalten volar und dorsal über dem Handgelenk.

Achsen

Die Längsachsen von Oberarm, Vorderarm und Hand, die Flexions-Extensionsachsen von Ellbogen- und Handgelenk.

Flexion/Extension

Die Winkelbewegungen Flexion/Extension finden vorrangig zwischen Ulna und Humerus statt, wobei der Radius die Ulna begleitet. Der voll umfängliche Bewegungsausschlag von einer Endstellung in die andere entspricht nach *Debrunner* einem Winkel von 150°. Die Endstreckung ist erreicht, wenn Vorderarm und Oberarm einen Winkel von 0° bilden.

Der aktiv ausgeführte Bewegungsausschlag sollte unter Hubfreiheit erfolgen, d. h. die Flexions-/Extensionsachse des Ellbogengelenks muß vertikal eingestellt sein. Das hat den Vorteil, daß die jeweils zuständige Muskulatur weder Gewicht gegen die Schwerkraft heben noch bremsend herunterlassen muß und den Bewegungsausschlag voll umfänglich von einer Endstellung in die andere ausführen kann.

Eine für diese Untersuchung geeignete Ausgangsstellung des Patienten ist der aufrechte Sitz. Dabei wird der Arm auf eine Tischplatte gelegt, die so eingestellt ist, daß sie Oberarm, Vorderarm und Hand eine gemeinsame horizontale Ebene bietet.

Wegen der Zweigelenkigkeit von Bizeps und Trizeps ist es günstig, den Oberarm in die Ebene der Skapula einzuordnen. Dadurch wird am Ursprung beider Muskeln in bezug auf Dehnung ein ausgewogenes Verhältnis hergestellt.

Die Volarseite des Vorderarms sowie die Handfläche liegen dem Tisch auf. Die Flexions-/Extensionsachsen von Ellbogen- und Handgelenk bilden aufeinanderprojiziert einen Winkel von 90°. *(Abb. 1 bis 3)*

Abb. 1: Ausgangsstellung für die Beweglichkeitsuntersuchung Flexion/Extension des Ellbogengelenks – Abb. 2: Flexionsstellung bei neutraler Pronation/Supination – Abb. 3: Extensionsstellung bei neutraler Pronation/Supination

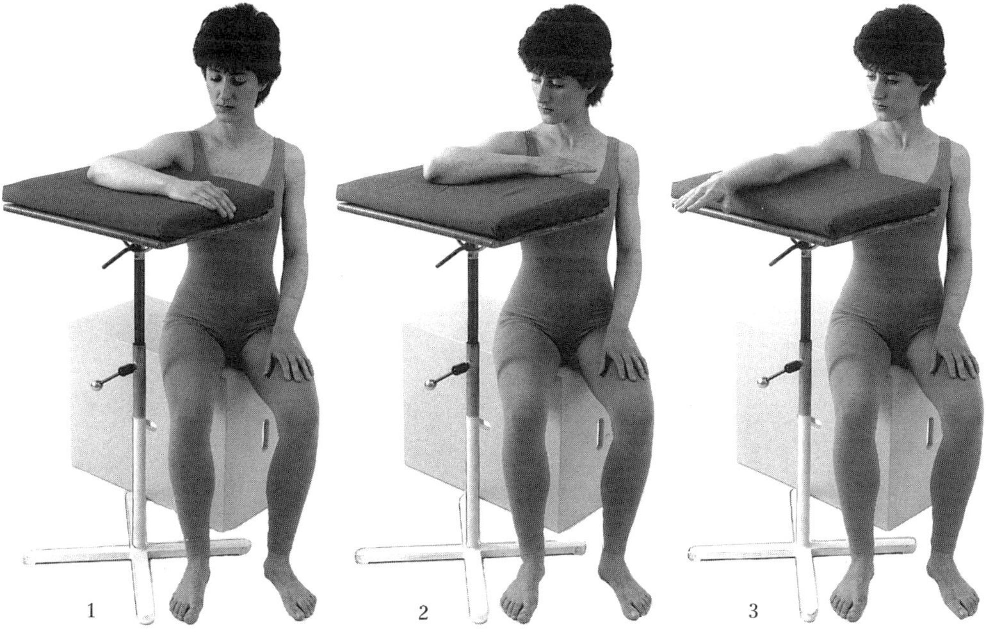

Um Abweichungen von den Normwerten richtig interpretieren zu können, sollte, wie stets bei Gelenkmessungen der Extremitäten, das unversehrte Ellbogengelenk zum Vergleich herangezogen werden. Eine Streckhemmung oder Überstreckbarkeit ebenso wie eine Flexionsverminderung muß nicht immer ihre Ursache in einer Schädigung des Gelenks und seiner Umgebung haben.

Pronation / Supination

Die Bewegungskomponenten Pronation und Supination finden im proximalen und distalen Radioulnargelenk statt. Bei der Pronation überkreuzt der Radius die Ulna, die Membrana interossea ist entspannt, bei der endgradigen Supination stehen die beiden Vorderarmknochen parallel, die Membrana interossea ist entfaltet. Der aktiv ausgeführte Bewegungsausschlag von einer Endstellung in die andere beträgt 160°–180°. Nach der Neutral-0-Meßmethode erfolgt die Untersuchung am aufrecht sitzenden Patienten. Beide Oberarme sind vertikal eingestellt. Die parallelen Vorderarme bilden mit den Oberarmen Winkel von 90°. Die Längsachsen der Hände bilden die Verlängerung der Vor-

Abb. 4: Nullstellung bezüglich Pronation/Supination – Abb. 5: Endstellung Pronation – Abb. 6: Endstellung Supination

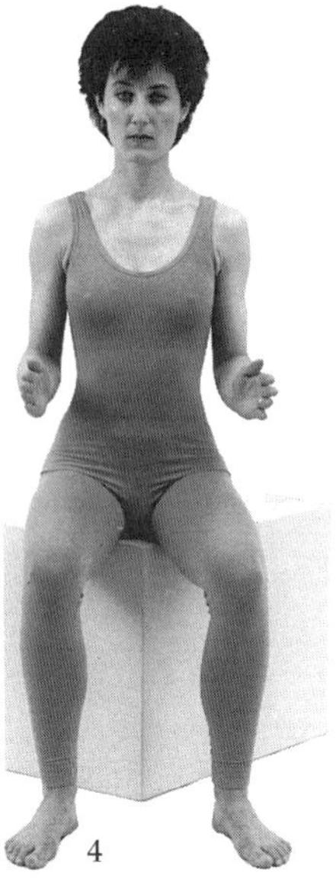
4

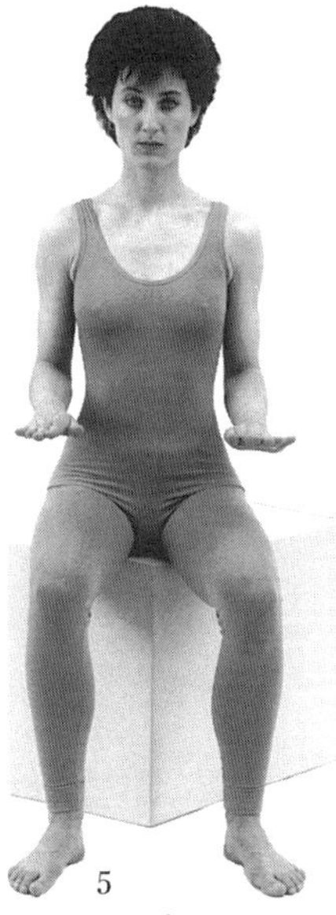
5

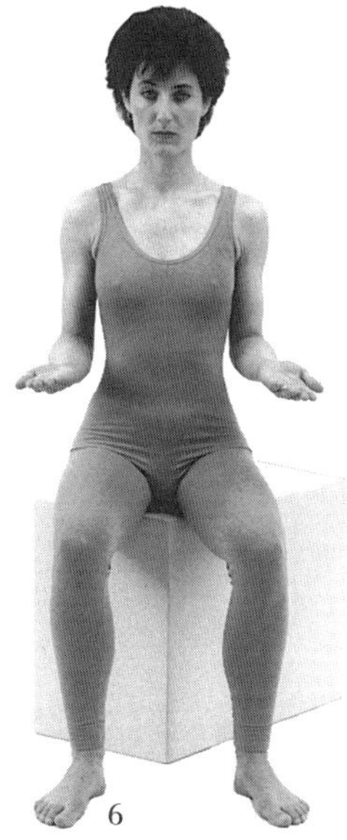
6

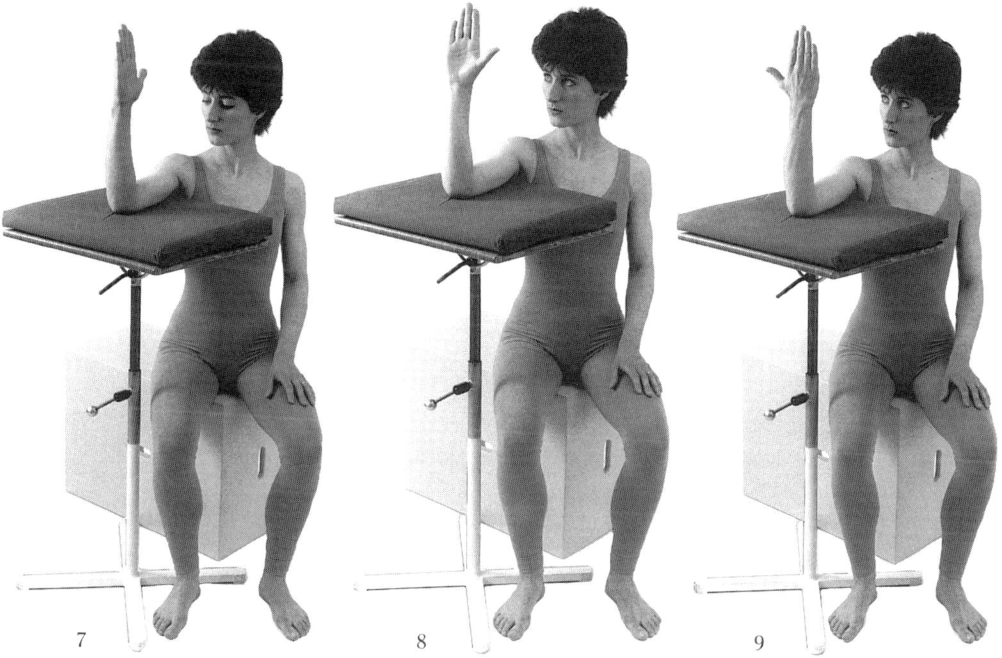

7 8 9

Abb. 7: Nullstellung bezüglich Pronation/Supination bei vertikal eingestelltem Vorderarm – Abb. 8: Endstellung Pronation hubfrei – Abb. 9: Endstellung Supination hubfrei

derarmlängsachsen. Die Daumen schauen nach oben. In dieser Ausgangsstellung bilden die aufeinander projizierten Flexions-/Extensionsachsen von Ellbogen- und Handgelenk je einen Winkel von 90°. Diese Stellung ist als Nullstellung definiert *(Abb. 4).* In den jeweiligen Endstellungen von Pronation und Supination stehen die genannten Achsen parallel oder annähernd parallel *(Abb. 5 und 6).* Will man die geringe Hubbelastung der Muskulatur und den Wechsel von negativer und positiver Hubarbeit vermeiden, muß der Vorderarm vertikal eingestellt werden. Der Oberarm wird dabei, wie für die Untersuchung der Flexion/Extension beschrieben, auf einem verstellbaren Tisch in der Horizontalen abgelegt. Mit der Hubfreiheit erreicht man jeweils eine Aktivität der für den Bewegungsausschlag zuständigen Muskulatur. *(Abb. 7 bis 9)*

Diese Anordnung ist bei einem verhältnismäßig zu großen frontotransversalen Thoraxdurchmesser oder einem verhältnismäßig zu kleinen Schultergelenkabstand ebenfalls zu empfehlen.

1.2 Beweglichkeitsuntersuchungen von Handgelenk und Fingergelenken

Wegen der engen Beziehung zwischen Ellbogen und Hand und der funktionellen Abhängigkeit, sollte die Hand nicht von der Beweglichkeitsuntersuchung ausgeschlossen werden.

Gewöhnlich ist es beim Ellbogengeschädigten nicht nötig, zeitraubende Messungen von Hand- und Fingergelenken mit dem Winkelmesser vorzunehmen. Ob und in welchem Umfang die Funktionen der Hand beeinträchtigt sind, läßt sich ebensogut durch hubfreie aktive Bewegungen im Seitenvergleich feststellen. So wird der *funktionelle Faustschluß* und die *funktionelle Handöffnung* geprüft, wie Abb. 10 und 11 zeigen. Dabei sind die Vorderarme untereinander parallel und in bezug auf Pronation und Supination neutral eingestellt. Bei diesen ge-

Abb. 10: Testbewegung funktioneller Faustschluß hubfrei –
Abb. 11: Testbewegung funktionelle Handöffnung hubfrei

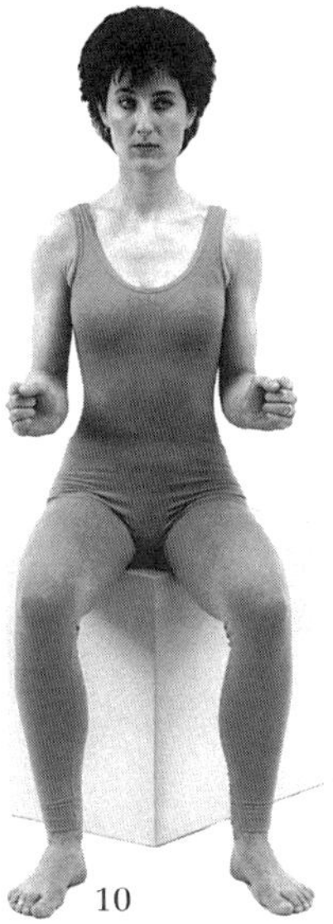

10

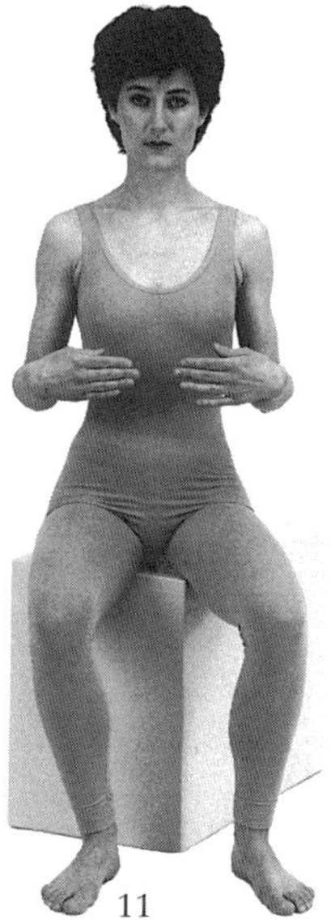

11

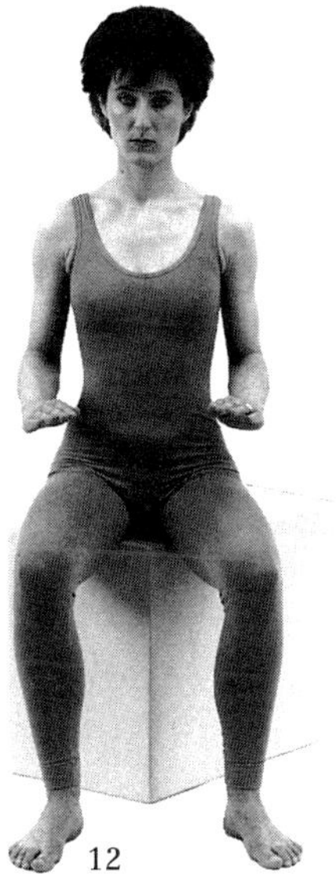
12

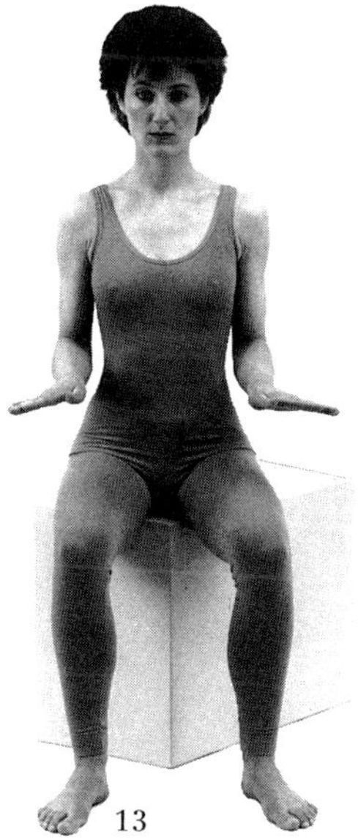
13

Abb. 12: Testbewegung Radialabduktion hubfrei – Abb. 13: Testbewegung Ulnarabduktion hubfrei

genläufigen Bewegungen im Handgelenk und in den Fingergelenken werden die langen Fingerextensoren und -flexoren in ihrer ökonomischen Verkürzung getroffen.

Beim funktionellen Faustschluß verkürzen sich die Extensoren der Finger über dem Handgelenk und beteiligen sich an der Dorsalextension, während sie über den flektierten Fingern gedehnt werden. Die Flexoren der Finger werden hingegen über dem Handgelenk gedehnt und verkürzen sich an sämtlichen Fingergelenken. Bei der funktionellen Handöffnung verhält es sich gerade umgekehrt. Während jetzt die Flexoren, sich verkürzend, am Handgelenk die Volarflexion unterstützen, werden sie an den Fingern gedehnt. Die Extensoren der Finger jedoch werden über dem Handgelenk gedehnt und sie verkürzen sich an den Fingern. Es entsteht in allen Fingergelenken eine Extension.

Die hubfrei ausgeführte Radial- und Ulnarabduktion wird ebenfalls im Seitenvergleich geprüft, wobei gewöhnlich sogar auf eine Lagerung verzichtet werden kann. *(Abb. 12 und 13)*

1.3 Statik

Außer der Anordnung der Körperabschnitte Becken, Brustkorb und Kopf im aufrechten Stand (s. «Die Schulter», Teil 1, Abschnitt 1.4, S. 22), interessiert uns diejenige des Körperabschnitts Arme.

In der hypothetischen Norm sind die Arme am symmetrischen Schultergürtel aufgehängt. Ihre Längsachsen befinden sich annähernd in der mittleren Frontalebene und sind parallel zur Körperlängsachse. Die Daumen schauen nach vorn. *(Abb. 14 bis 16)*

Die Ellbogengelenke sind in bezug auf Flexion/Extension deblokkiert. Die Extensionstoleranz beträgt ca. 10°. Die Flexions-/Extensionsachsen der Ellbogengelenke stehen parallel zu den jeweiligen Skapulaebenen. *(Abb. 17)*

Abb. 14 bis 16: Hängende Arme im aufrechten Stand, von vorn, von der Seite, von hinten – Abb. 17: Endgradige Ellbogenextension, von der Seite

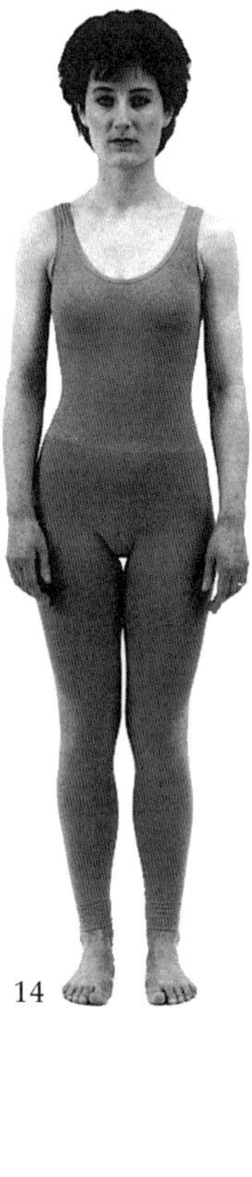
14

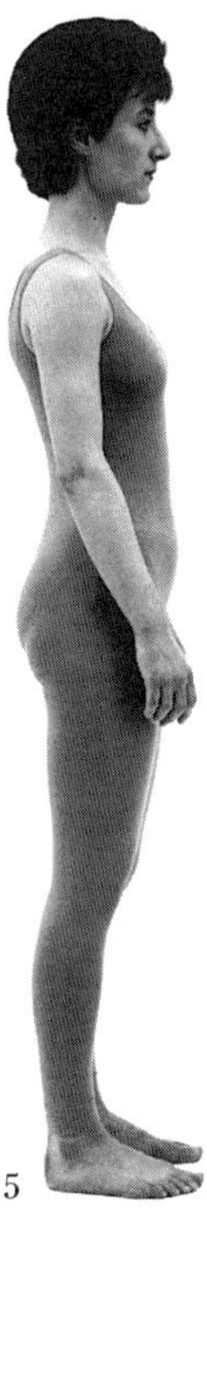
15

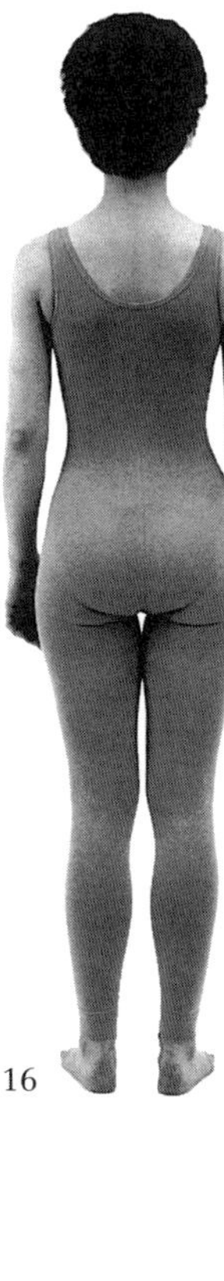
16

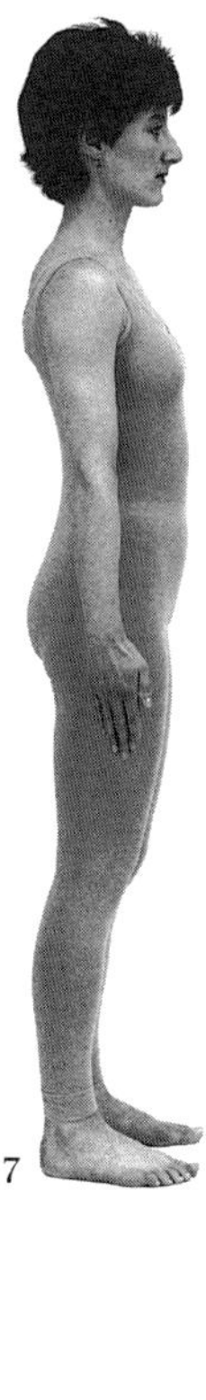
17

2 Normales Bewegungsverhalten

Das Ziel jeder funktionellen Behandlung eines Ellbogenverletzten ist der ungestörte normale Gebrauch von Hand und Arm. Es kann daher nicht Gefühlssache sein, was als normal und was als gestört eingestuft werden muß. An bestimmten Bewegungsabläufen müssen beobachtbare Merkmale benannt werden, die es erlauben, Einzelheiten des veränderten Verhaltens sofort zu identifizieren.

Anders als bei den Beweglichkeitsuntersuchungen des Ellbogengelenks geht es bei der Beurteilung des normalen Bewegungsverhaltens darum, die Bewegungskomponenten des Ellbogengelenks im Zusammenhang mit solchen des Humerus, des Schultergürtels, gegebenenfalls der Wirbelsäule zu beurteilen. Es müssen also Aussagen gemacht werden über:

- Abstandsveränderungen des distalen Distanzpunkts des Ellbogengelenks zum proximalen.
- Bewegungsausschläge des Humerus, da diese eine Verschiebung des Drehpunkts Ellbogen in bezug auf den Körper und den Raum bewirken.
- Verschiebungen des Akromions als Ausdruck der Schultergürtelbewegungen (s. «Die Schulter», Abschnitt 1.3 und 2.1).
- Bewegungsausschläge der Wirbelsäule.

Da die funktionelle Aufgabe des Ellbogengelenks in der Spielfunktion des Arms darin besteht, den Hebel zu verkürzen ebenso wie zu verlängern, um die Hand bestimmten Körperpunkten zu nähern oder von solchen zu entfernen und gleichzeitig die Hand der beabsichtigten Tätigkeit entsprechend zu wenden, ist es sinnvoll, Bewegungsabläufe als Testbewegungen zu bestimmen, bei welchen die Ellbogenkomponenten dominieren.

Erschwerend bei der Beurteilung sind die konstitutionsbedingten Besonderheiten jedes Körpers. So ist für den einen bei einer bestimmten Bewegung die Innenrotation des Humerus normal, während ein anderer annähernde Rotationsneutralität aufweist. Auch bezüglich der Abduktion/Adduktion sind im Rahmen des normalen Verhaltens Unterschiede zu beobachten. Während bei der gleichen Bewegung der eine eine ausgeprägte Abduktion mit seinem Arm macht, gibt ein anderer die Vertikalstellung seines Humerus kaum auf (s. «Die Schulter», Abschnitt 1 und 3.2).

Zieht man bei der Beurteilung des Bewegungsverhaltens die unbeeinflußbaren Gegebenheiten des Körpers in Betracht, wird man keine Mühe haben, die Verhaltensweisen richtig einzustufen und erwünschte von unerwünschten Bewegungsausschlägen zu unterscheiden.

3 Von der Norm abweichendes Verhalten

Da der Körper nur begrenzte Möglichkeiten hat, mit einer Behinderung umzugehen, gleicht sich das von der Norm abweichende Verhalten in Ruhe und Bewegung bei ähnlich lokalisierten Störungen.

Ausweichbewegungen dienen dem Zweck, die Funktionsstörungen des betroffenen Bewegungsniveaus bestmöglich auszugleichen. Die Mitwirkung des geschädigten Gelenks wird dabei mehr oder weniger umgangen.

Damit dieses innerhalb eines Bewegungsablaufs die ihm zukommende Aufgabe wieder wahrnehmen kann, müssen Ausweichbewegungen über bewußte Steuerung abgebaut werden.

3.1 Verhaltensänderung in Ruhe

Im aufrechten Stand ist ein sehr typisches Verhalten als Folge eines Extensionsdefizits im Ellbogengelenk zu beobachten.

Wie im Abschnitt Statik (Abschnitt 1.3, S. 22) für die hypothetische Norm beschrieben, ist das Armgewicht in bezug auf rechts und links symmetrisch, in bezug auf vorn und hinten neutral am Körper aufgehängt.

Ist die Extension des Ellbogengelenks so sehr eingeschränkt, daß am hängenden Arm aus der deblockierten eine deutliche Flexionsstellung geworden ist, verändert sich die Anordnung des Teilgewichts Arm vorrangig in bezug auf vorn und hinten. Es gruppiert sich reaktiv und ausgewogen um die mittlere Frontalebene.

Das sieht folgendermaßen aus. Die Nullstellung des Oberarms im Humeroskapulargelenk wird zugunsten einer Extension aufgegeben, die als Rotation nach ventral/kaudal auf die Klavikula weiterläuft. Das Ellbogengelenk verschiebt sich nach hinten. Je nach Grad der Streckhemmung wird das nach hinten wirkende Armgewicht durch eine mehr oder weniger deutliche Anteversion des Akromions ausgeglichen. Das Humeroskapulargelenk wird dabei, wenn auch wenig, nach ventral/medial mitgenommen. Sein Abstand zur Incisura jugularis vermindert sich. Die vordere Deltaportion sowie die lange Bizepssehne werden dabei gedehnt.

Die Hand hängt unter dem Humeroskapulargelenk. Sofern das Ellbogengelenk nicht versteift ist, tonisiert das Vorderarmgewicht den Bizeps. Die Antwort darauf ist eine inadäquate und dauerhafte Belastung der dorsalen trunkozingulären, trunkohumeralen und zingulohumeralen Muskulatur mit dem Armgewicht. Das Resultat können Schmerzen im Schultergürtel-, Nackenbereich sein. Gelegentlich kommen sogar periarthropathische Reizerscheinungen am Humeroskapulargelenk dazu. *(Abb. 18 bis 20)*

Abb. 18 bis 20: Extensionsdefizit bei Status nach operierter Olekranonfraktur links, von vorn, von der Seite, von hinten

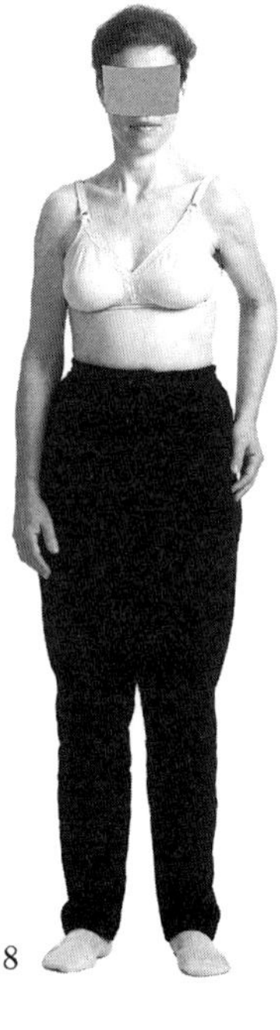
18

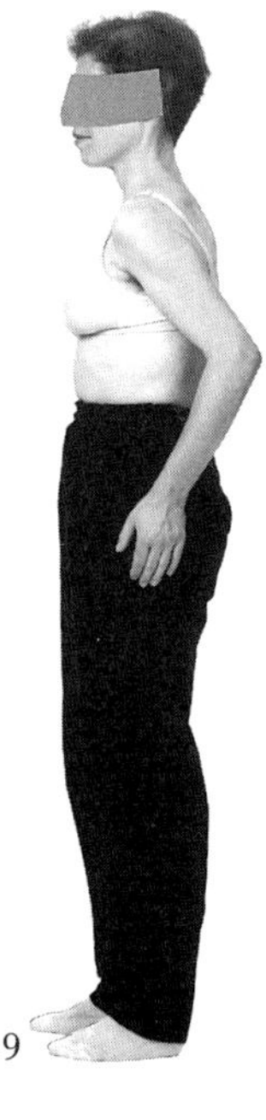
19

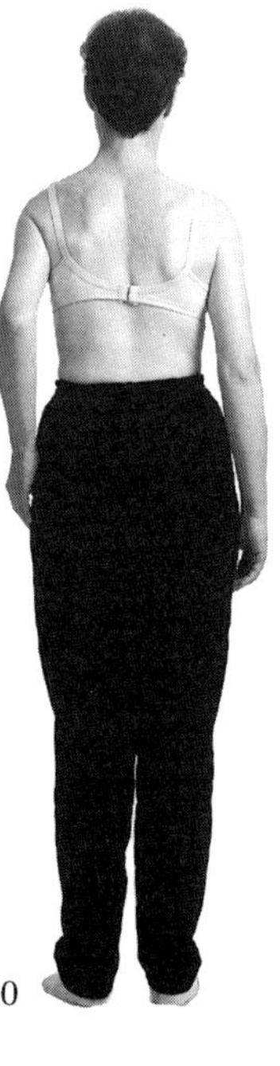
20

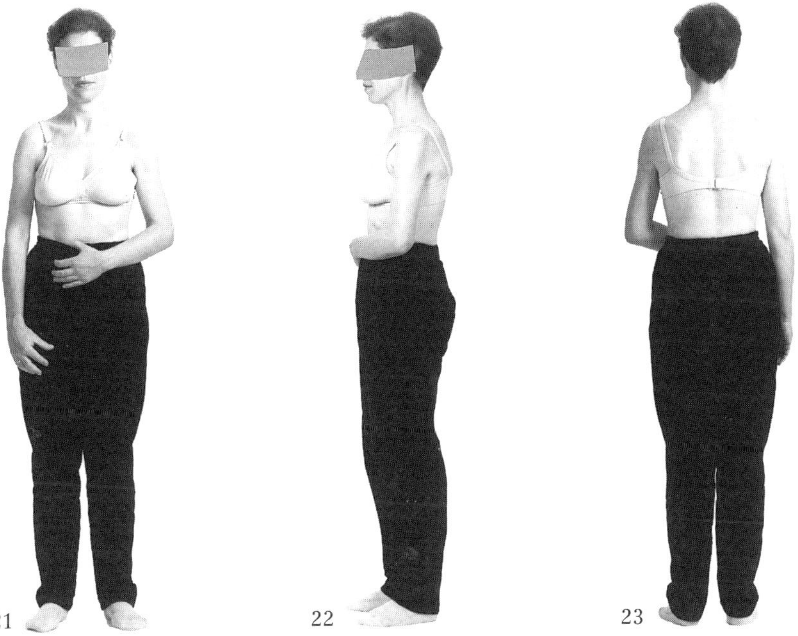

21 22 23

Abb. 21 bis 23: Entlastung des Bizeps durch Einhängen des Daumens am Hosenbund, von vorn, von der Seite, von hinten

Bleibt diese Verhaltensänderung unbeachtet, können die zusätzlichen schwerwiegenden Störungen sowohl die Leidenszeit des Patienten als auch die Dauer der Behandlung wesentlich verlängern.

Um diesen Circulus vitiosus zu unterbrechen, rät man dem Patienten, sein Armgewicht via Kleider an den eigenen Körper abzugeben *(Abb. 21 bis 23)*. Rock-, Hosen- oder Schürzentaschen sind dafür besonders dann geeignet, wenn sie zulassen, daß der Humerus in bezug auf Flexion/Extension eine 0-Stellung im Humeroskapulargelenk einnehmen kann und sich das Ellbogengelenk bei unbelasteter, von Gewicht befreiter Muskulatur der Streckung hingeben kann. *(Abb. 24 und 25)*

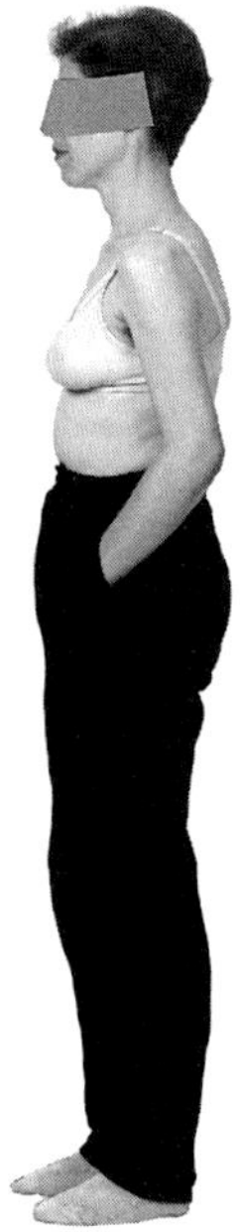

24

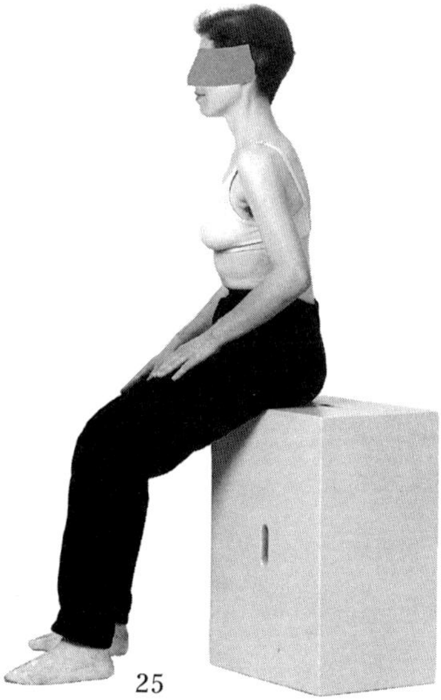

25

Abb. 24: Entlastung des Bizeps und Streckung des Ellbogengelenks so weit es die Taschentiefe zuläßt, ohne eine Idealstellung des Humerus zu erreichen – Abb. 25: Abgabe des Armgewichts an den Oberschenkel im Sitzen. Wegen der ungenügenden Strecktoleranz bei gegebener Sitzhöhe wird die Idealstellung für den Humerus nicht erreicht

3.2 Verhaltensänderung in Bewegung

Gehen

Die Streckhemmung hat nicht nur eine Auswirkung auf das Ruheverhalten des Patienten, sie ist ebenso wie die Beugehemmung störend bei dynamischen Vorgängen wie zum Beispiel dem Gehen. Wegen des Extensionsdefizits vermindert sich die Hebellänge des Arms einseitig. Das beim ökonomischen Gangtempo von 110 bis 120 Schritten pro Minute normalerweise in Erscheinung tretende Gegenpendel der Arme nach vorn/hinten wird asymmetrisch und wirkt bremsend auf den Ablauf der Gehbewegung. Die Antwort des Körpers ist ein langsameres Gangtempo.

Da bei ca. 60 Schritten pro Minute das Gegenpendel der Arme aufhört, ist dieses ein Tempo, das ungehindert aufgenommen und gegangen werden kann.

Laufen

Soll gar das Tempo bis zum Laufen gesteigert werden, wobei das mehrgliedrige Pendel Arm reaktiv im Ellbogengelenk verkürzt wird, kann eine ungenügende Flexionstoleranz des Mittelgelenks zu einer Störung des Armpendels führen. Die ungleichen Bewegungen der Arme wirken bremsend auf das nach vorn beschleunigte Körpergewicht. Der Rhythmus des Laufens wird gestört.

Armbewegungen mit Ellbogenflexion

Zum besseren Verständnis von Funktionsstörungen des Ellbogengelenks ist es nicht notwendig, den Variationenreichtum der unter normalen Bedingungen möglichen Bewegungskombinationen von Hand, Vorderarm und Oberarm lückenlos darzustellen, es würde ohnehin nicht gelingen. Im allgemeinen fühlt sich der Patient hauptsächlich durch das Unvermögen gestört, die Hand in die Hals-, Gesichtsregion zu bringen, z. B. beim Ankleiden, beim Toilette machen oder bei der Nahrungsaufnahme.

Wir beschränken uns daher auf die Beschreibung des ungestörten Ablaufs dieser Verhaltensweisen, welche uns als Testbewegungen dienen und stellen ihnen jene gegenüber, die bei Verlust der Beugefähigkeit des Ellbogengelenks typischerweise vorkommen.

Testbewegung

Die Ausgangsstellung des Probanden ist der aufrechte Sitz unter folgenden Bedingungen:

- Die Füße sind aufgestellt
- Die Beine sind bequem gegrätscht
- Der Abstand Hüftgelenke – Boden ist größer als der Abstand Kniegelenke – Boden

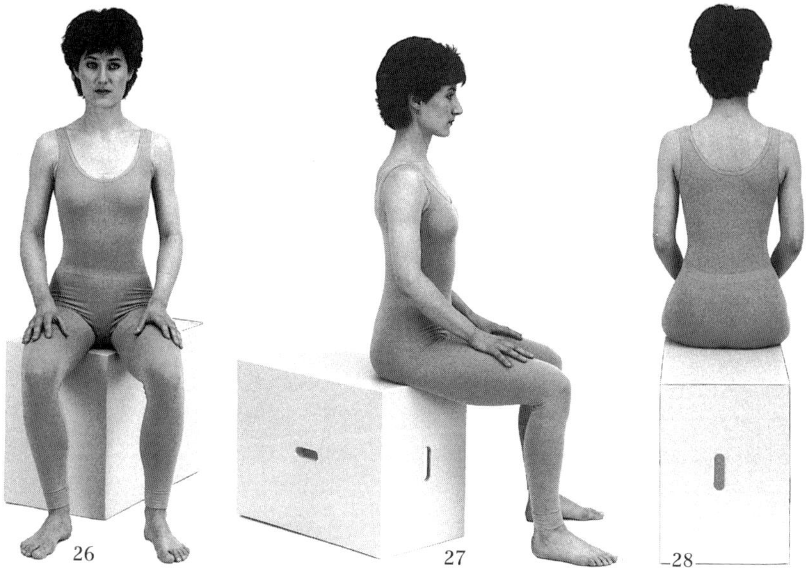

Abb. 26 bis 28: Aufrechter Sitz, von vorn, von der Seite, von hinten

- Die Körperabschnitte Becken/Brustkorb/Kopf sind in die vertikal stehende Körperlängsachse eingeordnet
- Die Oberarme hängen vertikal, die Hände liegen auf den Oberschenkeln
- Der Aktivitätszustand der Muskulatur ist ökonomisch, wenn die Rippenbewegungen der Ruheatmung sichtbar einsetzen. *(Abb. 26 bis 28)*

Der Bewegungsauftrag lautet: «Berühren Sie mit den Fingerspitzen der rechten bzw. linken Hand das Halsgrübchen.» *(Abb. 29 bis 31)*

Analyse der Endstellungen

Im Ellbogengelenk entsteht eine nahezu endgradige Flexion, der Vorderarm macht eine Supination.

Mit der Berührung der Incisura jugularis erfolgt eine geringgradige Verschiebung des Ellbogens nach ventral/medial, die durch eine Flexion/Adduktion des Oberarms im Humeroskapulargelenk zustande kommt. *(Abb. 29 bis 31)*

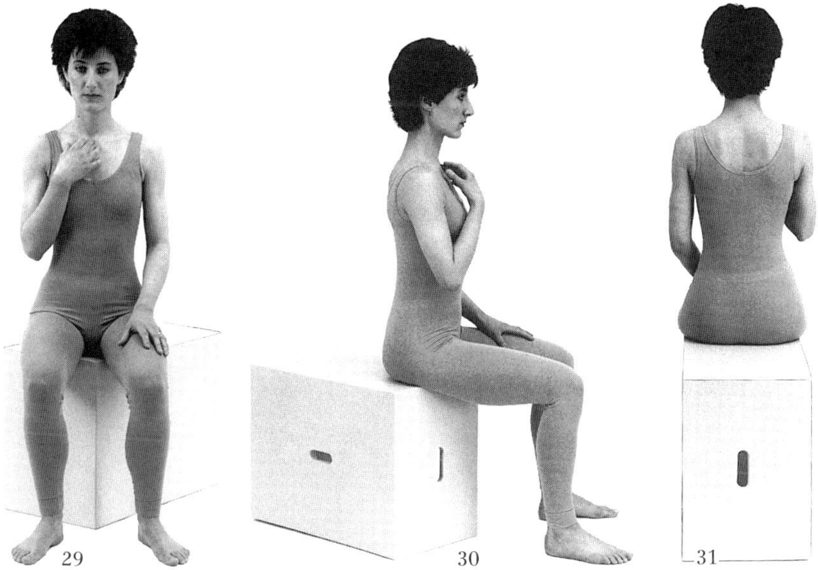

Abb. 29 bis 31: Die Fingerspitzen berühren die Incisura jugularis, von vorn, von der Seite, von hinten

Bezüglich der Rotationskomponenten sieht man konstitutionsbedingt neben annähernder Rotationsneutralität eine Innen- oder auch Außenrotation. Liegt ein großer Schultergelenkabstand kombiniert mit einem verhältnismäßig kleinen sagittotransversalen Brustkorbdurchmesser vor, verläuft die Oberarmbewegung eher innenrotatorisch. Sind die Verhältnisse gerade umgekehrt, beobachtet man eher eine Außenrotation. Entspricht der Schultergelenkabstand jedoch der Norm und stimmen die Verhältnisse der transversalen Brustkorbdurchmesser mit den Normwerten von Breite : Tiefe = 5 : 4 überein, verhält sich der Humerus annähernd rotationsneutral.

Auch die Längenverhältnisse von Oberarm und Vorderarm bezogen auf die Breiten und Tiefen des Brustkorbs beeinflussen die Rotationskomponenten.

Das Handgelenk ist wenig volarflektiert mit Ulnarabduktion, die Finger sind in allen Gelenken wenig flektiert.

Werden die Fingerspitzen nach kranial zum Kinn, Mund, bis zur Stirn verschoben, vermindert sich die Ellbogenflexion, hingegen neh-

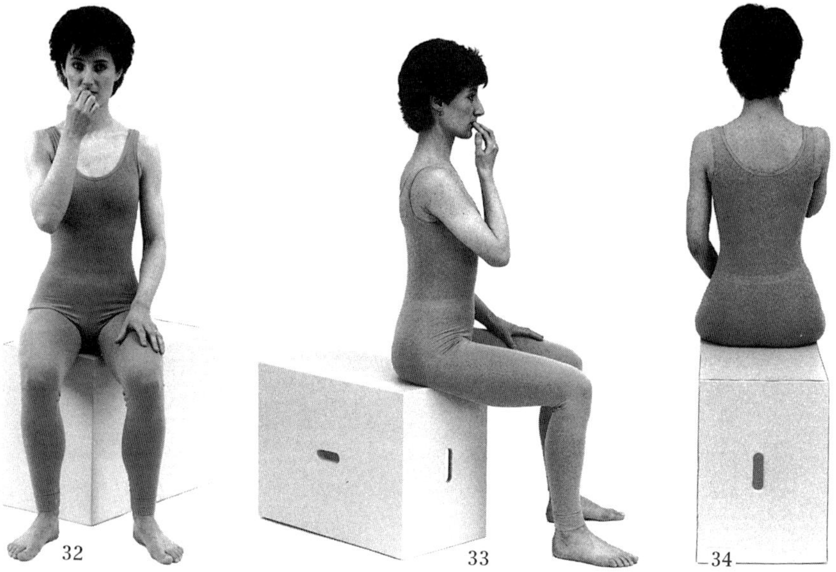

Abb. 32 bis 34: Die Fingerspitzen berühren die Lippen, von vorn, von der Seite, von hinten

men Flexion und Adduktion des Humerus im Humeroskapulargelenk bei gleichzeitiger Außenrotation zu. Die Längsachse des Vorderarms nähert sich der Vertikalen. *(Abb. 32 bis 37)*

Erfolgt konstitutionsbedingt statt der Adduktion des Humerus eine Abduktion, bleibt der Außenrotationsausschlag klein und die Längsachse des Vorderarms nähert sich der Horizontalen.

Wie wir wissen, wirken sich die Armbewegungen auf die Schultergürtelgelenke aus, wobei jede einzelne Komponente des Humerus eine solche des Schultergürtels trifft. So läuft die Flexion als Rotation der Klavikula nach dorsal/kaudal, die Adduktion als Anteversion und die Außenrotation als Depression des Akromions auf das Sternoklavikulargelenk weiter. Bei Betonung der abduktorischen Komponente und Einstellung des Humerus in die Ebene der Skapula läuft der Impuls hauptsächlich als Elevation auf den Schultergürtel weiter. Der Ausprägungsgrad der Verschiebung des Schultergürtels auf dem Brustkorb ist abhängig vom Umfang des Bewegungsausschlages des Humerus.

Wird die Hand eingesetzt, um beispielsweise einen Kragenknopf zu schließen, verändert sich das Armmuster.

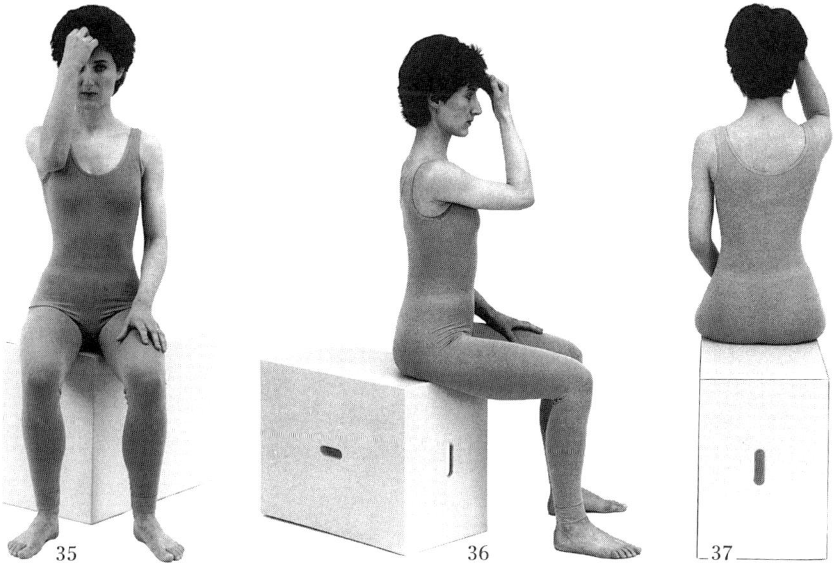

Abb. 35 bis 37: Die Fingerspitzen berühren die Stirn, von vorn, von der Seite, von hinten

Zwar wird auch in diesem Fall das Ellbogengelenk endgradig flektiert und der Vorderarm supiniert, jedoch entfernt sich der Ellbogen vom Körper, indem sich der Humerus mehr oder weniger in die Ebene der Skapula einstellt. Die Flexion des Oberarms im Humeroskapulargelenk ist in diesem Fall mit einer Abduktion bei annähernder Rotationsneutralität kombiniert.

Die abduktorische Komponente verstärkt sich mit zunehmender Intensität des Hantierens und kann sogar die Horizontale erreichen. Der Abduktionsausschlag bewirkt weiterlaufend eine geringgradige Elevation des Akromions.

Wird eine Tasse an den Mund geführt, wird das Ellbogengelenk nicht endgradig flektiert. Aus der Supination wird mit zunehmender Leerung des Trinkgefäßes eine Pronation.

Die Flexion des Humerus ist wiederum mit einer mehr oder weniger ausgeprägten Abduktion kombiniert. Die Intensität der Muskelaktivität an Hand, Arm und Schultergürtel ist erhöht, da das Gewicht des Arms um jenes der Tasse vergrößert ist.

Ist der Ausprägungsgrad der Abduktion klein, macht der Humerus

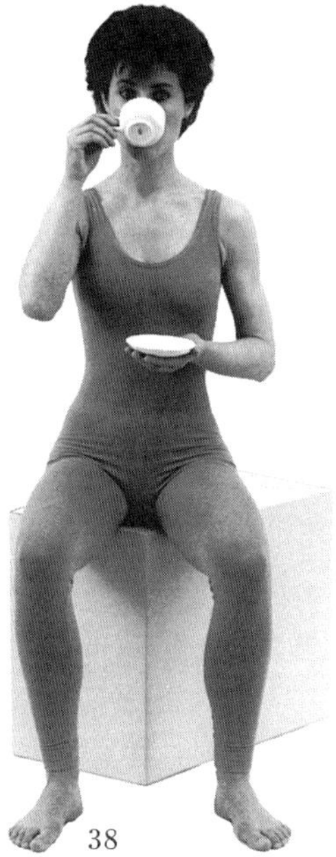

38

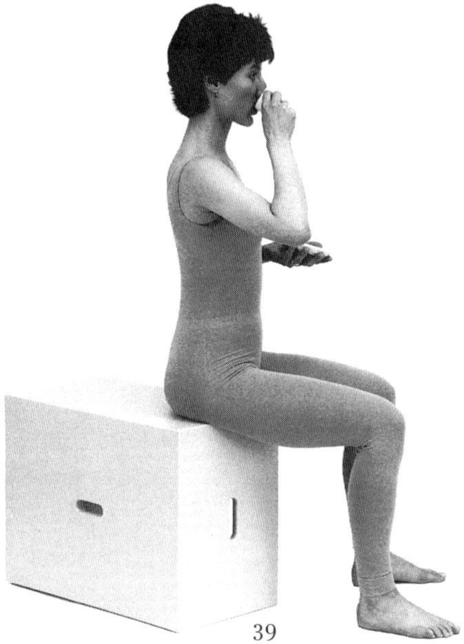

39

Abb. 38 und 39: Eine Tasse wird mit geringgradiger Abduktion und deutlicher Außenrotation des Humerus an den Mund geführt, von vorn, von der Seite

Abb. 40 und 41: Eine Tasse wird mit ausgeprägter Abduktion und geringgradiger Außenrotation des Humerus an den Mund geführt, von vorn, von der Seite

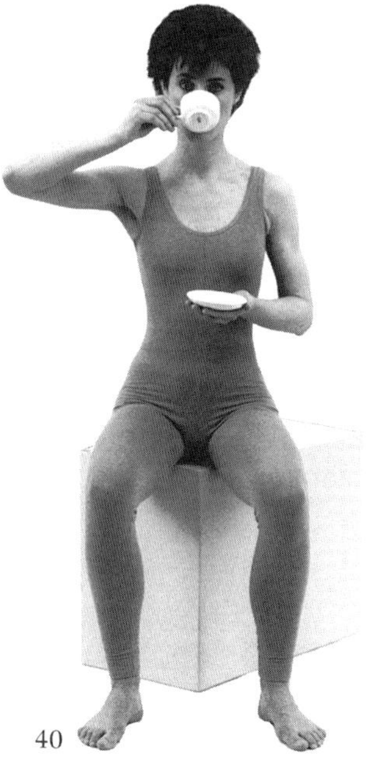

40

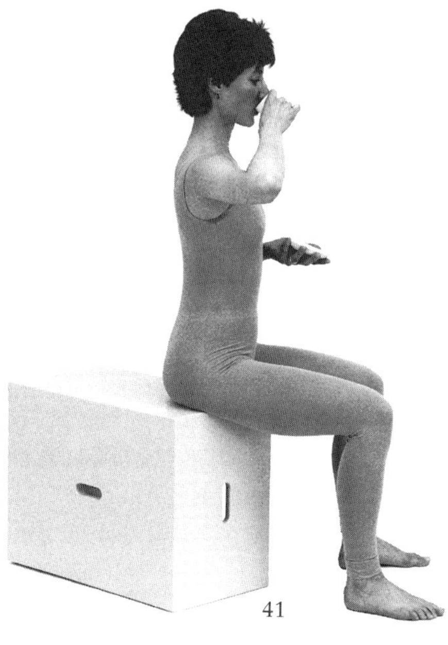

41

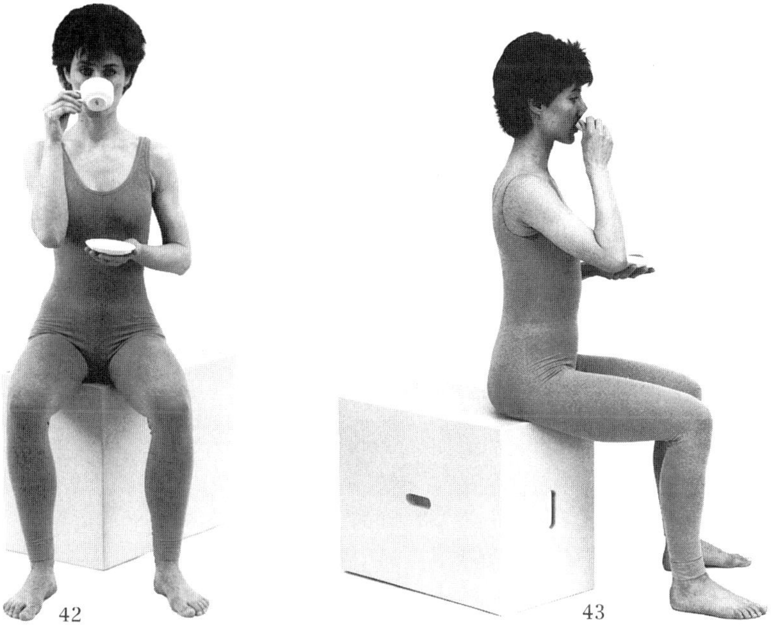

Abb. 42 und 43: Eine Tasse wird bei neutraler Abduktion/Adduktion und ausgeprägter Außenrotation des Humerus an den Mund geführt, von vorn, von der Seite

eine Außenrotation. Diese bewirkt eine Annäherung des Vorderarms an die Vertikale, wodurch die Hubbelastung der zingulohumeralen, trunkohumeralen und trunkozingulären Muskulatur vermindert wird. Bei großer Abduktion und geringer Außenrotation wird die genannte Muskulatur erheblich mehr belastet. *(Abb. 38 bis 43)*

Verhaltensänderung bei einem Flexionsdefizit im Ellbogengelenk

Erhält ein Patient mit einem ausgeprägten Flexionsdefizit seines Ellbogengelenks den Auftrag, sein Halsgrübchen zu berühren, wird ihm das nicht gelingen, er wird es jedoch in einer ganz bestimmten Art und Weise versuchen.

Um die Fingerspitzen dem Ziel so nahe wie möglich zu bringen, werden Bewegungstoleranzen auf anderen Niveaus genutzt.

Da auch in diesem Fall der Körper nur begrenzte Möglichkeiten hat, seine Behinderung zu kompensieren, gleichen sich die Verhaltensänderungen unabhängig von Alter und Geschlecht der Patienten.

Man beobachtet, daß sich der ganze Arm annähernd in die Transversalebene durch sein Schultergelenk einstellt, so daß die Flexions-/Extensionsachse des Ellbogengelenks vertikal und parallel zu den frontosagittalen Achsen des Humeroskapulargelenks, der Schultergürtelgelenke und der Brustwirbelsäule steht. Auf diese Weise kann der Flexionsimpuls des Ellbogengelenks nahtlos nach proximal auf die genannten Drehpunkte weiterlaufen, was sich als Retroversion des Akromions und gleichsinnige Rotation des Brustkorbs auswirkt.

Da der Vorderarm mit der Supination die Flexions-/Extensionsachsen von Handgelenk und Fingern parallel zu jener des Ellbogengelenks einstellt, können auch von distal her die Fingerspitzen der Incisura jugularis genähert werden. Im Handgelenk entsteht eine nahezu endgradige Volarflexion, in den Fingergrundgelenken eine angemessene Flexion, während sich die Mittel- und Endgelenke der Finger strecken. *(Abb. 44 bis 46)*

Abb. 44 bis 46: Die Fingerspitzen berühren die Incisura jugularis bei Flexionsdefizit im linken Ellbogengelenk, von vorn, von der Seite, von hinten

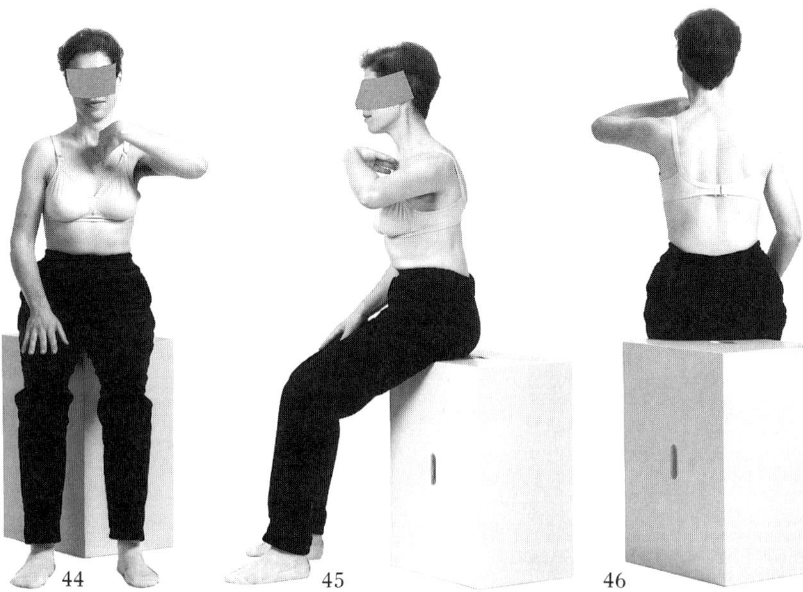

44 45 46

Ist die Supination eingeschränkt, versucht der Patient die Pronation auszuschöpfen und mit Hilfe einer Dorsalextension im Handgelenk die Fingerspitzen an das Ziel zu bringen.

Das nach hinten wirkende Arm-, Schultergürtel-, Brustkorbgewicht löst als Reaktion eine Translation des Kopfes nach vorn aus. Die damit verbundene Extension in den Kopfgelenken und den kranialen Segmenten der Halswirbelsäule verstärkt sich, wenn der Auftrag lautet, die Fingerspitzen an die Lippen zu bringen. Auf diese Weise verringert sich der Abstand Finger-Mund auch vom Kopf her. Häufig beobachtet man, daß die Lippen gespitzt werden, womit diese sich ihrerseits den Fingern nähern.

Armbewegungen mit Ellbogenextension

Im normalen Bewegungsverhalten erfolgt eine Streckung des Ellbogengelenks in Spielfunktion des Arms, um den Hebel lang zu machen. Das wird beispielsweise nötig, wenn der in seiner Gleichgewichtslage bedrohte Körper wirksame Gegengewichte aktiviert, oder die Arme/den Arm einsetzt, um das zu Boden stürzende Körpergewicht aufzufangen.

Der Arm wird aber auch lang gemacht, damit die Hand vom Körper entfernt liegende Gegenstände berühren oder ergreifen kann. Dieses Verhalten bestimmen wir zur Testbewegung, da es einfacher an bestimmte Bedingungen gebunden werden kann, als die genannten Gleichgewichtsreaktionen und überdies weniger gefährlich ist.

Testbewegung

Ausgangsstellung ist der aufrechte Sitz, wie in Abschnitt 3.2, Testbewegung, beschrieben (s. S. 29).

Der Bewegungsauftrag lautet: «Die rechte bzw. linke Hand wird so weit es geht vom Körper weg nach vorn geführt. Bauch und Brustkorb dürfen sich nicht den Oberschenkeln nähern, die Handfläche schaut den Boden an.» *(Abb. 47 und 48)*

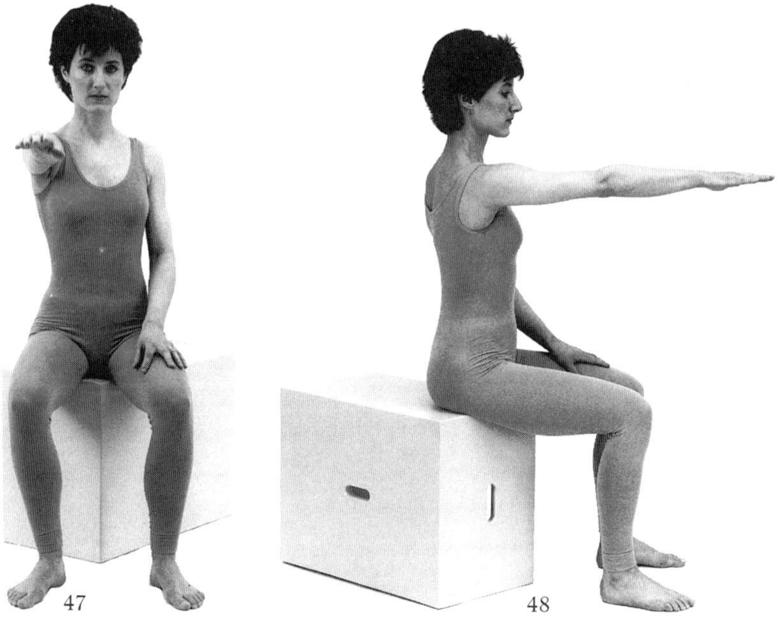

Abb. 47 und 48: Die rechte Hand wird nach vorn geführt bis zur endgradigen Ellbogenextension. Anteversion des Akromions und negative Rotation des Brustkorbs sind erlaubt, von vorn, von der Seite

Analyse der Endstellung

Die Vertikalität der Körperlängsachse bleibt erhalten. Der im Ellbogengelenk extendierte Arm liegt horizontal im Raum, die Hand steht vor dem gleichseitigen Schultergelenk.

Das Akromion macht eine Anteversion und nimmt den Brustkorb gleichsinnig weiterlaufend mit. Dieser macht im Niveau Brustwirbelsäule und Halswirbelsäule eine negative (bzw. positive) Rotation. Der Blick bleibt geradeaus gerichtet und verfolgt die Hand. Im Humeroskapulargelenk entsteht eine Flexion bis zur Horizontalen. Durch die gradlinige Verschiebung der Hand nach vorn und die gleichsinnig weiterlaufende Anteversion des Akromions und negative Rotation des Brustkorbs entsteht im Humeroskapulargelenk eine Transversalextension.

Während des ganzen Vorgangs macht der Humerus im Humeroskapulargelenk eine Außenrotation. Diese bewirkt eine Pronation des Vorderarms vom proximalen Zeiger aus.

In der Endstellung steht die Armlängsachse in der Ebene der Skapula.

Verhaltensänderung bei einem Extensionsdefizit im Ellbogengelenk

Erhält ein Patient mit einem Extensionsdefizit den im vorhergehenden Abschnitt beschriebenen Bewegungsauftrag, wobei die Bedingungen dieselben sind, ist folgendes zu beobachten: Der Arm wird sofort in die Horizontale gebracht. Außer der Flexionsstellung des Ellbogengelenks fällt eine ausgeprägte Anteversion des Akromions auf.

Die Hand steht zwar vor dem Schultergelenk, der Humerus ist jedoch nicht in die Ebene der Skapula eingeordnet, sondern bildet mit dieser einen nach dorsal offenen Winkel. Die Außenrotation des Humerus hat nicht stattgefunden, weshalb im Vorderarm auch keine Pronation erfolgt ist. Statt dessen weist dieser eine Neutralstellung bezüglich Pronation/Supination auf, sichtbar an den Flexions-/Extensionsachsen von Ellbogen- und Handgelenk, welche aufeinander projiziert einen Winkel von 90° bilden. *(Abb. 49 bis 51)*

Abb. 49 bis 51: Die linke Hand wird nach vorn geführt bei Extensionsdefizit des Ellbogengelenks. Der Rumpf nähert sich wenig den Oberschenkeln, das Akromion macht außer der Anteversion eine Elevation, von vorn, von der Seite, von hinten

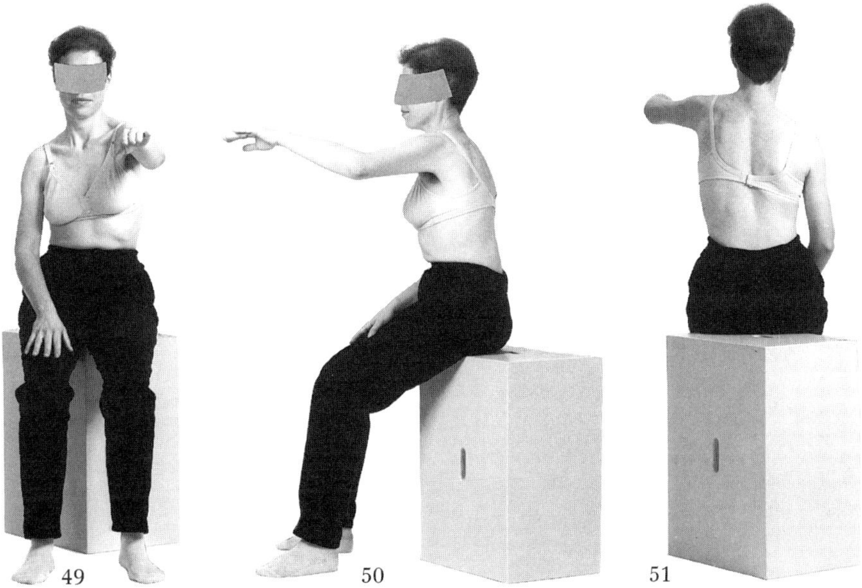

49 50 51

4 Stützfunktion des Arms

Der Arm erfüllt seine funktionellen Aufgaben zwar vorrangig in der ihm gemäßen Spielfunktion, jedoch kann diese aus verschiedenen Gründen vorübergehend aufgegeben werden; so z. B. beim Gehen an Stöcken, zur Entlastung der Lendenwirbelsäule oder in Ausgangs- oder Endstellungen therapeutischer Übungen. Die Hand stellt einen Kontakt zur Unterlage her, der Arm übernimmt Teile des Körpergewichts, er wird zum Stützpfeiler, dessen Stabilität hauptsächlich durch das Mittelgelenk gefährdet ist.

Wegen der Bedeutung der Stützfunktion des Arms in der krankengymnastischen Behandlung von Patienten ist es unumgänglich, in einer dem Ellbogen gewidmeten Abhandlung einiges über die diesbezüglichen Anforderungen an das Gelenk zu sagen.

Die günstigste Voraussetzung für die Effizienz der Belastung ist die vertikale Einstellung der Armlängsachse. Das deblockierte Ellbogengelenk wird durch den Trizeps am Einknicken gehindert.

Wird eine Überstreckbarkeit des Ellbogengelenks in der Belastung ausgeschöpft, spart das zwar Muskelkraft, weil einerseits passive Strukturen die Bewegung begrenzen und andererseits die Belastungslinie hinter die Flexions-/Extensionsachse fällt, jedoch verliert die Muskulatur ihre Reaktionsbereitschaft. Im Falle einer unvorhergesehenen Veränderung der Gleichgewichtslage erhöht sich dadurch die Sturzgefahr ebenso wie die Verletzungsanfälligkeit des Gelenks. *(Abb. 52)*

Ein weiterer Schwachpunkt des Stützpfeilers Arm ist das Handgelenk bzw. die Hand. Namentlich beim Gehen an Stöcken zur Entlastung

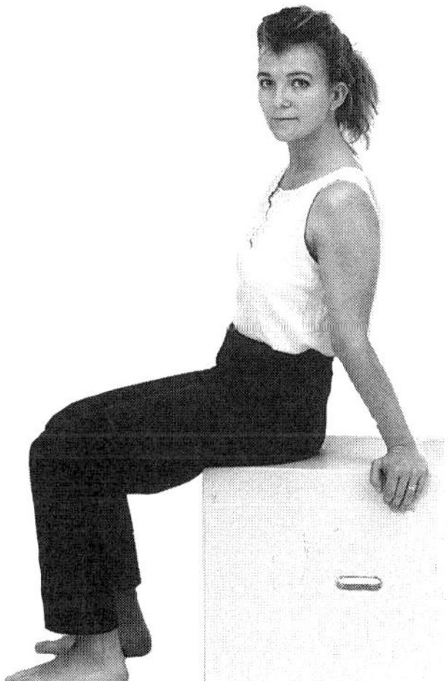

52

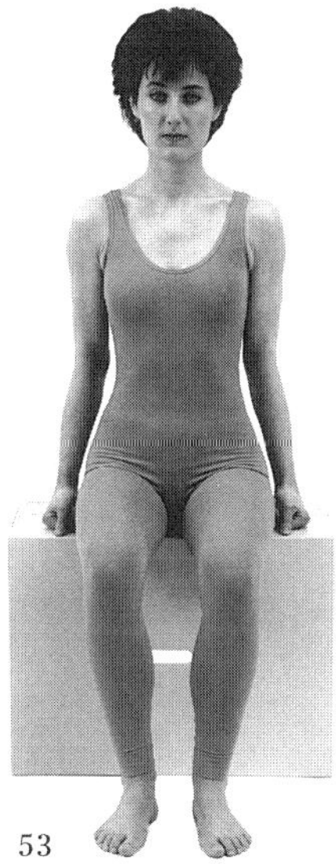

53

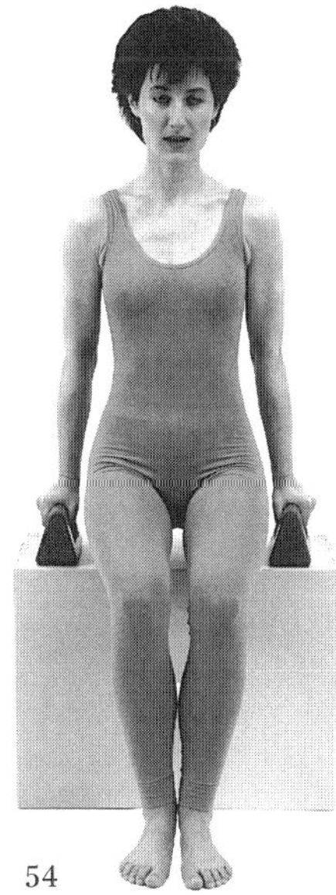

54

Abb. 52: Stützfunktion des Arms bei überstreckbarem Ellbogengelenk – Abb. 53: Stützfunktion der Arme zur Entlastung der Lendenwirbelsäule. Die Grundphalangen der Finger stellen den Kontakt zur Unterlage her – Abb. 54: Stützfunktion der Arme zur Entlastung der Lendenwirbelsäule mit Stützhanteln

eines Beines verursacht der ungewohnte Belastungsdruck häufig Schmerzen am Handgelenk und an der Handwurzel. *(Abb. 55 bis 57)*

Ist die Hand zur Faust geballt und stellen die Grundphalangen der Finger den Kontakt zur Unterlage her, z. B. bei der Entlastungsstellung der Lendenwirbelsäule im Sitzen, ist die Druckbelastung von Handgelenk und Handwurzel zwar günstiger, jedoch bietet die Stabilisierung des Handgelenks häufig Schwierigkeiten *(Abb. 53)*. Diese Handstellung wird gewöhnlich gewählt, um eine ausreichende Armlänge zu gewinnen. Bei unzureichender Muskelsicherung der Handgelenke können Stützhanteln oder Bücher von entsprechender Dicke links und rechts neben den Trochanter gelegt werden. Die Belastung der Hand entspricht dann wieder jener beim Gehen an Stöcken. *(Abb. 54)*

Wird die Hand großflächig auf der Unterlage aufgesetzt, wie es im Vierfüßlerstand üblich ist, können gelegentlich die Armlängsachsen nicht vertikal eingestellt werden, weil die Dorsalextensionstoleranz kleiner als 90° ist oder/und weil die passive Insuffizienz der mehrgelenkigen Fingerflexoren die Endstellung von Handgelenk und Fingergelenken vorzeitig beendet. Auch in diesem Fall kann Abhilfe geschaffen werden, indem sich die Finger um das Bankende legen dürfen. *(Abb. 61)*

Befindet sich der Patient auf einer Matte am Boden, kann mit der Matte ein Wulst gemacht werden, der es den Fingern wiederum erlaubt, sich zu beugen. Falls dadurch die Schultergelenke einen größeren Abstand zum Boden gewonnen haben als die Hüftgelenke, sollte man den Unterschied nicht durch eine Flexion der Ellbogengelenke ausgleichen, da damit die Trizepsbelastung enorm erhöht wird. Statt dessen sollte man die Knie angemessen unterlegen.

Einstellung der Armlängsachsen zur Körperlängsachse

In der Stützfunktion des Arms werden die Rotationskomponenten des Vorderarms von der Einstellung der Armlängsachse zur Körperlängsachse sowie von der Beziehung Flexions-/Extensionsachse des Handgelenks zum frontotransversalen Brustkorbdurchmesser und den Körperebenen bestimmt.

Beim Gehen an Stöcken stehen die Armlängsachsen *parallel* zur Körperlängsachse, das rechte/linke Olekranon schaut nach hinten, die Daumen nach vorn. Die aufeinander projizierten Flexions-/Extensionsachsen von Ellbogen- und Handgelenk bilden einen Winkel von annähernd 90°. Damit nimmt der Vorderarm bezüglich Pronation/Supination eine Neutralstellung ein.

Da bei festgestellter, belasteter Hand die Außenrotation des Humerus mit einer Adduktion kombiniert erfolgt, wird der Humerus dem Brustkorb genähert.

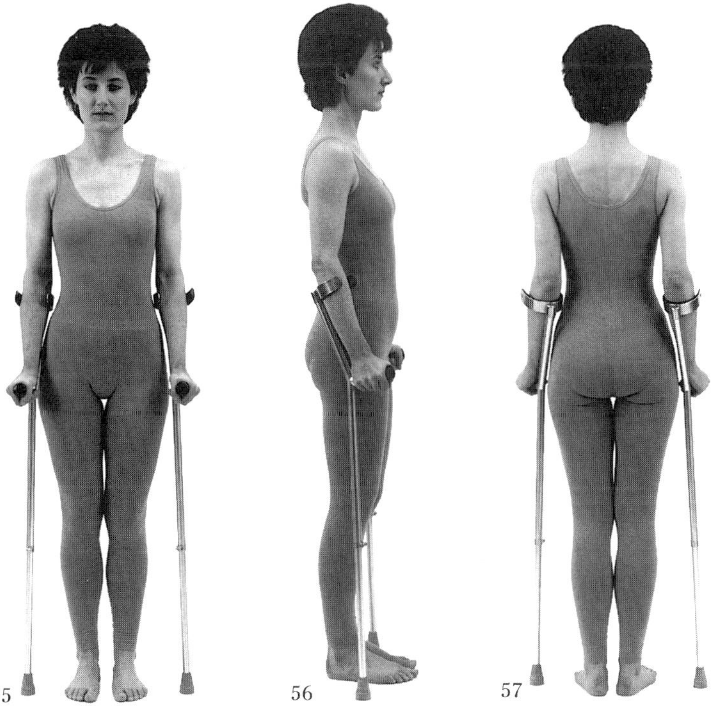

55 56 57

Abb. 55 bis 57: Stützfunktion der Arme an Unterarmstöcken zur Entlastung eines Beins, von vorn, von der Seite, von hinten

Der Rotationsimpuls des Oberarms läuft als Retroversion auf den Schultergürtel weiter und im Augenblick der Armbelastung wird der trunkozingulären Muskulatur die Verankerung des Brustkorbs am Schultergürtel erleichtert. *(Abb. 55 bis 57)*

Erfolgt keine Außenrotation des Humerus, schaut das Olekranon nach lateral, der Oberarm hat mehr Abstand zum Brustkorb, die erwünschte Verankerung erfolgt nicht. Der Vorderarm steht in Supination. Das Körpergewicht kann kaum oder gar nicht auf die Stöcke übertragen werden. Um vorwärts zu kommen, hüpft der Patient auf seinem gesunden Bein, wobei gewöhnlich die Ellbogen flexorisch nachgeben. Der Schultergürtel ist eleviert. Solches Verhalten ist häufig bei alten Damen zu beobachten, denen bald die Lust vergeht an Unterarmstützen zu gehen, da jeder Schritt eine gewaltige Anstrengung bedeutet. Es ist daher empfehlenswert, die erwünschte Belastung der Arme zu

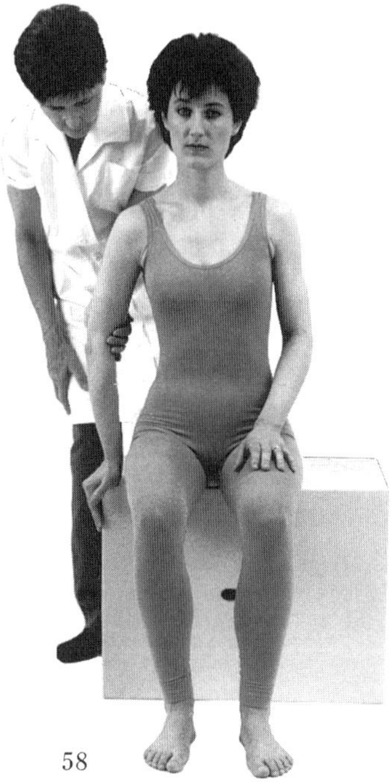

58

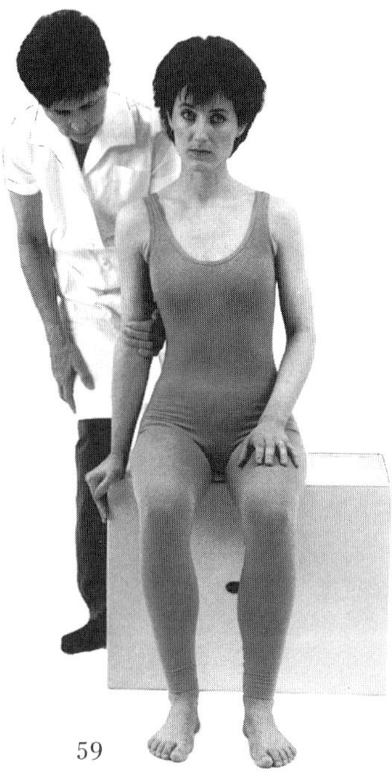

59

Abb. 58: Ausgangsstellung zum Üben der Stützfunktion des Arms gegen manuellen Widerstand – Abb. 59: Endstellung der Stützfunktion mit manuellem Widerstand

üben, wobei beispielsweise im Sitzen mit aufgestützten Händen der Außenrotation und Adduktion des Humerus ein manueller Widerstand gegeben werden kann. *(Abb. 58 und 59)*

Steht die Armlängsachse *rechtwinklig* zur Körperlängsachse, wobei die Fingerspitzen nach vorn schauen, wie das beim Vierfüßler der Fall ist, sollten die Flexions-/Extensionsachsen von Ellbogen- und Handgelenk parallel zueinander stehen, wobei das Olekranon nach hinten schaut. Das zeigt eine Pronation des Vorderarms an. Für den Humerus bedeutet das nach hinten gerichtete Olekranon wiederum eine Außenrotation. In dieser Ausgangsstellung trifft sie den Schultergürtel als Depression, welche die Verankerung des Brustkorbs am Schultergürtel erleichtert und somit auch die erwünschte Belastung des Arms. *(Abb. 60 und 61)*

Hat die Beweglichkeitsuntersuchung ergeben, daß die Pronationstoleranz keine Parallelstellung der Bezugsachsen zuläßt, sollte man darauf verzichten, die Flexions-/Extensionsachsen der Handgelenke parallel zum frontotransversalen Thoraxdurchmesser einzustellen. Statt dessen sollten sie dem Grad der Pronationshemmung entsprechend nach vorn konvergierend eingestellt werden, damit der rechte/linke Humerus ungehindert eine Außenrotation machen kann. *(Abb. 62)*

Sind die Hände hinter dem Körper aufgestellt, ist die Körperlängsachse nach *hinten* geneigt und bildet mit den Armlängsachsen Winkel, die kleiner sind als 90°. Das Olekranon und die Fingerspitzen schauen nach hinten. Die Flexions-/Extensionsachsen von Ellbogen- und Handgelenk stehen parallel oder annähernd parallel zueinander und zeigen eine Supination an. *(Abb. 63)*

Mit der Extension des Humerus ist eine Außenrotation verbunden, welche den Schultergürtel gleichsinnig weiterlaufend als Retroversion erfaßt, wodurch die Verankerung des Brustkorbs am Schultergürtel bei der Belastung der Arme wiederum erleichtert wird.

Abb. 60: Stützfunktion der Arme im Vierfüßlerstand. Die Hände haben großflächigen Kontakt mit der Unterlage – Abb. 61: Stützfunktion der Arme im Vierfüßlerstand. Die Finger sind um den Kistenrand gelegt – Abb. 62: Stützfunktion der Arme im Vierfüßlerstand. Anpassung der Vorderarmstellung an Pronationsdefizit – Abb. 63: Stützfunktion der Arme hinter dem Körper

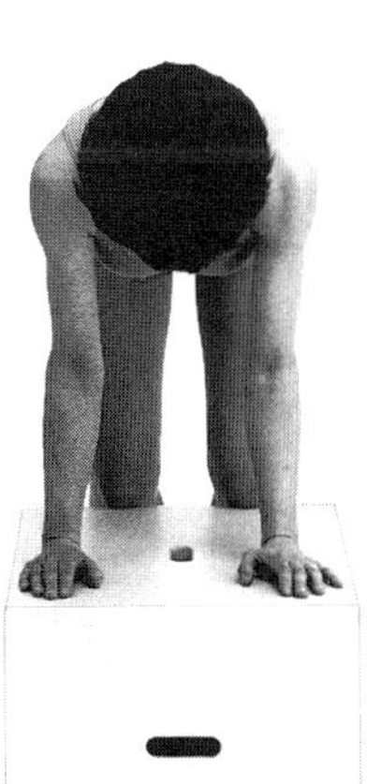

60

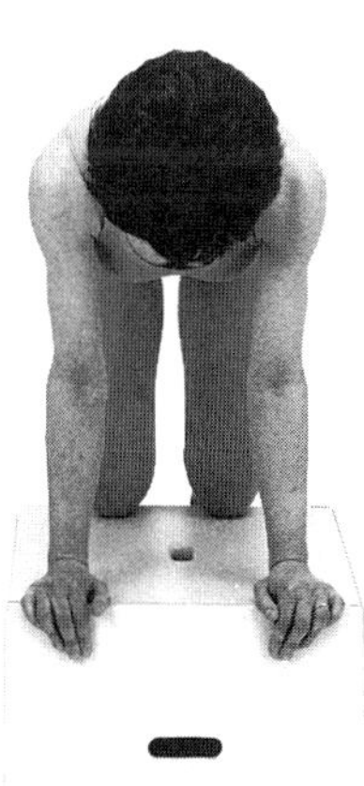

61

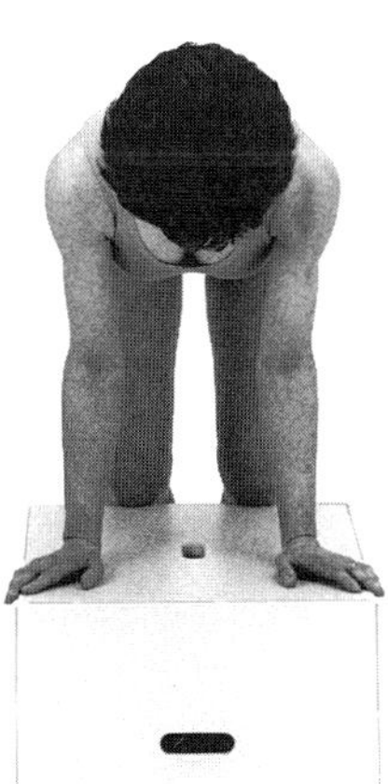

62

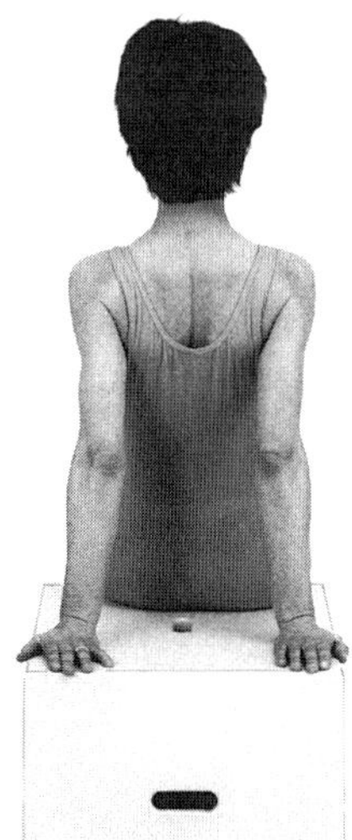

63

Zusammenfassung

In der Stützfunktion macht der Humerus, unabhängig von der Einstellung der Armlängsachsen zur Körperlängsachse eine Außenrotation, die als Retroversion, bzw. Depression auf den Schultergürtel weiterläuft. Dadurch kann das Teilgewicht Brustkorb bei der Belastung der Arme unmittelbar durch die trunkozinguläre Muskulatur am Schultergürtel verankert werden.

In der Stützfunktion bilden die Längsachsen von Oberarm und Vorderarm eine gemeinsame Gerade. Da die Flexions-/Extensionsachse des Ellbogengelenks sowohl distaler Zeiger für die Rotationsbewegungen des Humerus als auch proximaler Zeiger für die Pronations- und Supinationsausschläge des Vorderarms ist, haben die Rotationskomponenten des Humerus bei festgestellter Hand stets eine Auswirkung auf die Rotationsbewegungen des Vorderarms.

Stehen Körperlängsachse und Armlängsachse parallel zueinander, wobei die Flexions-/Extensionsachsen der Handgelenke sagittotransversal eingestellt sind, bewirkt die Außenrotation des Humerus eine Neutralstellung der Pronation und Supination.

Stehen Körperlängsachse und Armlängsachse rechtwinklig zueinander und die Flexions-/Extensionsachsen der Handgelenke parallel zum frontotransversalen Brustkorbdurchmesser, bewirkt die Außenrotation des Humerus eine Pronation des Vorderarms. Ist die Körperlängsachse nach hinten geneigt und sind die Arme hinter dem Körper aufgestützt, stehen die Flexions-/Extensionsachsen von Ellbogen- und Handgelenk parallel zueinander. Da die Vorderarmknochen ebenfalls parallel zueinander stehen und die Volarseiten beider Gelenke in die gleiche Richtung schauen, in diesem Fall nach vorn, entspricht die Stellung der Vorderarme einer Supination.

Liegt ein Streckdefizit im Ellbogengelenk vor, muß auf die Stützfunktion des Arms verzichtet werden.

Braucht ein Patient mit einem in Flexionsstellung versteiften Ellbogengelenk zur Entlastung eines Beines Gehhilfen, müssen diese gewöhnlich angemessen verändert werden, damit das Körpergewicht via Arm auf den Stock und den Boden übertragen werden kann.

5 Pronation/Supination des Vorderarms

Die im proximalen und distalen Radioulnargelenk stattfindenden Drehbewegungen des Vorderarms können, je nach Art oder Lokalisation der Verletzung, auch bei ungestörter Flexion/Extension des Ellbogengelenks beeinträchtigt sein.

Insbesondere fühlt sich der Patient durch die Verminderung seiner Supinationstoleranz behindert, wenn diese auf der dominanten Seite ist. Es gelingt ihm nicht, bei flektiertem Ellbogengelenk die Handfläche mühelos nach oben zu drehen, um beispielsweise Wechselgeld entgegen zu nehmen, ein Buch, einen Teller oder andere Gegenstände mit einem gewissen Gewicht sicher in die Hand zu nehmen.

Die Kompensation des Defizits erfolgt, wie wir wissen, auf Niveaus, welche dem Bewegungsziel dienende Toleranzen aufweisen.

Mit einer Adduktion des Humerus vor der mittleren Frontalebene und einer Lateralflexion der Brust- und Lendenwirbelsäule mit Konkavität zur Seite der Störung gelingt es besser, die Handfläche nach oben zu bringen.

Da dieser aufwendige Bewegungsablauf die Wirbelsäule einseitig belastet, sollte der Patient lernen, der Verformung seiner Wirbelsäule in der Frontalebene entgegenzuwirken.

Die Übung 13 befaßt sich speziell mit diesem Problem (s. S. 81).

Grundsätzlich sind die Drehbewegungen des Vorderarms in jeder beliebigen Stellung des Ellbogengelenks möglich. Dennoch ist zu berücksichtigen, daß bestimmte Bewegungskombinationen im normalen Verhalten dominieren.

So ist zum Beispiel die Supination mit einer Flexion des Ellbogengelenks verbunden, was damit zu tun hat, daß der Bizeps nicht nur Beuger des Mittelgelenks, sondern auch stärkster Supinator ist.

Die Pronation des Vorderarms hingegen ist mit der Extension des Ellbogengelenks verbunden, sofern dabei die Hand vor den Körper gebracht wird.

Will man eine endgradige Flexion bzw. Extension im Ellbogengelenk erreichen, ist es günstig, gleichzeitig die entsprechende Drehbewegung des Vorderarms zu betonen.

Insbesondere im Zusammenhang mit Frakturen im Bereich des Radiusköpfchens kann die Supination schmerzhaft sein. Dies sowohl in Kombination mit der Flexion als auch in Flexionsstellung des Ellbogengelenks, selbst unter der Bedingung der Hubfreiheit. In solchen Fällen gelingt die Supination meist müheloser und ausgiebiger, wenn sie am gestreckten Ellbogengelenk unter Hubfreiheit gemacht wird (s. Übung 6, S. 59).

In dieser Stellung des Gelenks ist der Supinator für den Bewegungsausschlag zuständig.

Bei ungenügender Extensionstoleranz des Ellbogengelenks ist es dennoch möglich, die Supination unter der Kontrolle des Supinators ausführen zu lassen, wobei auch die Bedingung der Hubfreiheit gewährleistet werden kann. Wie in Variante 4 der Übung 6 (s. S. 63) beschrieben, wird dabei der Humerus hinter die mittlere Frontalebene gebracht, wobei die Flexion im Ellbogengelenk so groß sein muß, daß der Vorderarm vertikal hängen kann. Wenn auch der Bizeps wegen der Flexionsstellung des Ellbogengelenks am Zustandekommen der Drehbewegung beteiligt ist, so dominiert er nicht.

6 Übungsbeispiele

Mit seinen zwei Freiheitsgraden hat das Ellbogengelenk, anders als das Humeroskapulargelenk, nur einige wenige Bewegungsmuster aufzuweisen.

Auf einen einfachen Nenner gebracht sind dies Flexion und Extension ohne/mit Supination und Pronation oder umgekehrt, Supination und Pronation ohne/mit Flexion und Extension.

Daß es dennoch eine ganze Menge von Übungen gibt, hat hauptsächlich mit der Verschiedenartigkeit zu tun, einen bestimmten Bewegungsausschlag ausführen zu können. Das kann geschehen vom distalen, vom proximalen oder von beiden Gelenkpartnern gleichzeitig, ohne/mit Verschieben des Drehpunkts Ellbogen.

Dieses Prinzip kann unabhängig von der Belastbarkeit der verletzten Strukturen genutzt werden, sofern die Bedingungen unter denen an dem Problem gearbeitet werden darf berücksichtigt bleiben, bzw. die Hubbelastung der Muskulatur bei der Übungsanordnung richtig eingeschätzt wurde.

Da auf diese Weise Ausweichbewegungen vermieden werden, gewinnt die Bewegungsschulung an Wirksamkeit, und die Beweglichkeit des Gelenks sowie die Geschicklichkeit der Muskulatur nehmen in erwünschtem Maße kontinuierlich zu.

Besonders zu beachten ist die Überstreckbarkeit eines Ellbogengelenks, auf die bereits in Abschnitt 4 (s. S. 40) hingewiesen wurde. So-

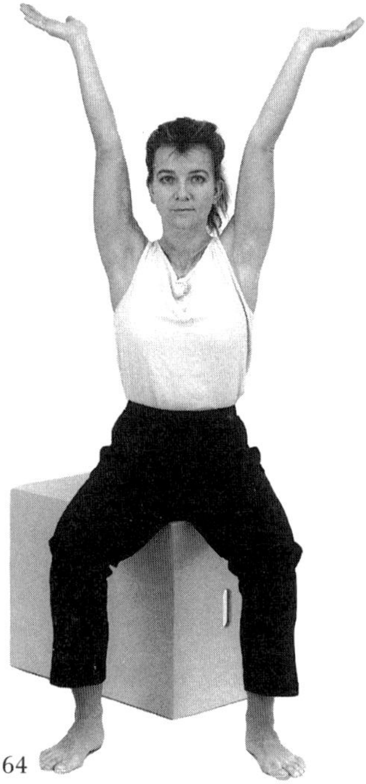

64

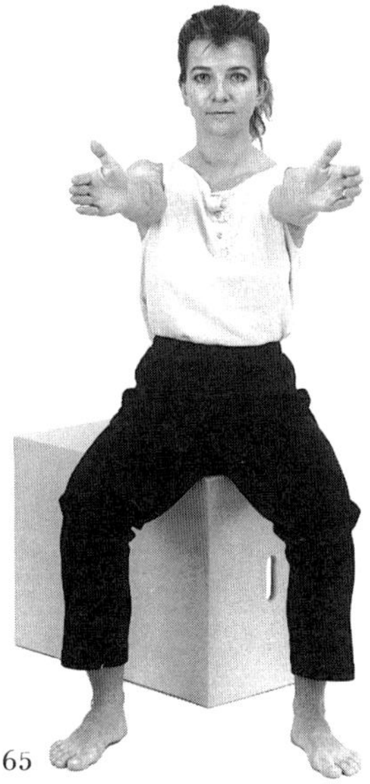

65

Abb. 64: Überstreckbare Ellbogengelenke, links mehr als rechts. Bei vertikal stehendem re/lk Humerus haben die Handgelenke einen deutlich größeren Abstand als die Ellbogengelenke – Abb. 65: Bei sagittotransversaler Einstellung des re/lk Humerus sind die Medialseiten der Ellbogengelenke wegen ihrer Überstreckbarkeit gut sichtbar

fern eine solche vorliegt, sollte der Patient lernen, die Extension willkürlich zu begrenzen. Die Begrenzung der Streckstellung des Gelenks übernehmen die Flexoren. Sie hat das erwünschte Maß erreicht, wenn die Längsachsen von Oberarm und Vorderarm annähernd eine Gerade bilden.

Wird das Gelenk überstreckt, entsteht zwischen den genannten Achsen ein Winkel. Wird bei einer gradlinigen Handbewegung nach vorn oder oben die Überstreckbarkeit des Mittelgelenks voll ausgeschöpft, erfährt die Hand einen Impuls nach lateral, der den erwünschten Bewegungsablauf stört. *(Abb. 64 und 65)*

Die Übungsbeispiele für Hand und Finger sind abgestimmt auf den Umgang mit Störungen, wie sie im Zusammenhang mit Vorderarmfrakturen auftreten. Dabei handelt es sich um meist vorübergehende Insuffizienzen der Muskulatur. Der damit verbundene Kraftverlust wirkt sich, namentlich in der Frühphase der Behandlung, weniger störend aus, als die Einbuße der Geschicklichkeit. Deshalb befassen sich die Übungsvorschläge hauptsächlich mit diesem Problem.

Das geringe Gewicht von Hand und Fingern erlaubt in der Regel mit Behandlungsbeginn, bei sorgfältiger Unterstützung des Vorderarms, eine volle positive oder negative Hubbelastung der Muskulatur. Durch entsprechende Veränderung der Ausgangsstellungen können die in den Übungen beschriebenen Bewegungsabläufe ohne Hub durchaus auch mit positiver oder negativer Hubbelastung der Muskulatur ausgeführt werden.

Da Handverletzungen nicht Thema der Abhandlung sind, wurde auf Übungen, welche sich mit speziellen Problemen an Hand und Fingern beschäftigen, verzichtet.

6.1 Aufgabe

Mobilisation des Ellbogengelenks in Flexion/Extension und Pronation/Supination. Geschicklichkeitstraining der Muskulatur. Differenzierung des Bewegungsverhaltens.

Bedingung 1

Die Mobilisation erfolgt hubfrei, die Bewegungsachsen müssen jeweils vertikal eingestellt werden.

Beispiele: Übung 1 bis 6

Übung 1

Lernziel

Mit dem Vorderarm wechselweise eine endgradige Flexion und Extension im Ellbogengelenk ausführen.

Ausgangsstellung

Aufrechter Sitz. Der Abstand Hüftgelenke–Boden ist größer als der Abstand Kniegelenke–Boden. Die Beine sind wenig gegrätscht, die Füße stehen unter den Knien. Die Körperabschnitte Becken/Brustkorb/Kopf stehen so übereinander, daß ihre jeweiligen virtuellen Längsachsen eine gemeinsame Gerade, die Körperlängsachse bilden. Der betroffene Arm liegt auf einem Tisch, der so eingestellt ist, daß er Oberarm, Vorderarm und Hand eine gemeinsame horizontale Ebene bietet. Der Humerus ist in die Ebene der Skapula eingeordnet, das Ellbogengelenk ist flektiert, wobei es sowohl für die Flexion als auch für die Extension Bewegungstoleranzen hat. Die Volarseite des Vorderarms und die Handfläche liegen dem Tisch auf.

Vorbereitung des Patienten auf den Übungsablauf

Durch Beklopfen eines handgelenknahen Punktes am Radius, proximal von der Tabatière sowie eines ventral am Humerus gelegenen Punktes, wird dem Patienten der bestehende Abstand der beiden Punkte voneinander bewußt gemacht.

Instruktion des Patienten

«Der Handgelenkpunkt nähert sich jetzt dem Schulterpunkt, bis es nicht mehr weiter geht und entfernt sich nun wieder möglichst weit von diesem. Während des Hin und Her, bleibt der Ellbogen an seinem Platz liegen.» *(Abb. 1 bis 3, s. S. 17)*

Hinweis für den Therapeuten

Die Bewegungen werden in mäßigem Tempo einige Male wiederholt. Gelingt es dem Patienten nicht, den Ellbogen an Ort und Stelle liegen zu lassen, kann der Therapeut distal am Humerus einen Berühungskontakt herstellen mit dem Hinweis, daß dieser nicht aufgegeben werden darf. Dabei berührt der Therapeut bei der Flexion den Humerus in Ellbogennähe lateral/dorsal und bei der Extension medial/ventral.

Analyse

Die Bewegungsausschläge erfolgen hubfrei vom distalen Partner aus, wobei Brachialis und Bizeps als Beuger und der Trizeps als Strecker wirken. Die Flexions-/Extensionsachsen von Ellbogen- und Handgelenk stehen rechtwinklig zueinander, was eine Neutralstellung hinsichtlich Pronation und Supination anzeigt.

Da der Flexionsimpuls im Ellbogengelenk gleichsinnig weiterlaufend den Humerus mitnehmen möchte, muß die dorsale zingulohumerale Muskulatur die Transversalflexion im Humeroskapulargelenk verhindern.

Der Extensionsimpuls würde gleichsinnig weiterlaufend eine Transversalextension im Humeroskapulargelenk verursachen, was von der ventralen zingulohumeralen und trunkohumeralen Muskulatur verhindert werden muß.

Derselbe Vorgang der aktiven Widerlagerung muß auch erfolgen, wenn der Therapeut einen Berührungskontakt distal am Humerus anbietet. Er erleichtert dem Patienten damit lediglich die Wahrnehmung des an Ort Bleibens.

Übung 2

Lernziel

Mit dem proximalen Partner wechselweise eine endgradige Flexion und Extension ausführen, ohne Hand und Ellbogen im geringsten zu verschieben.

Ausgangsstellung

Aufrechter Sitz mit Tisch wie für Übung 1 mit dem Unterschied, daß nur der Vorderarm dem Tisch aufliegt.

Instruktion des Patienten

«Nähern Sie den Schulterpunkt dem Handgelenk. Der Brustkorb darf mitkommen. Achtung, Hand und Ellbogen bleiben am Ort liegen. Nun entfernen Sie den Schulterpunkt wieder vom Handgelenk, so weit Sie

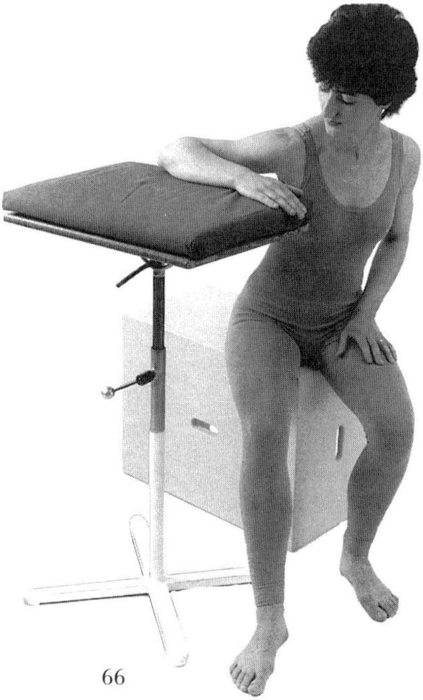
66

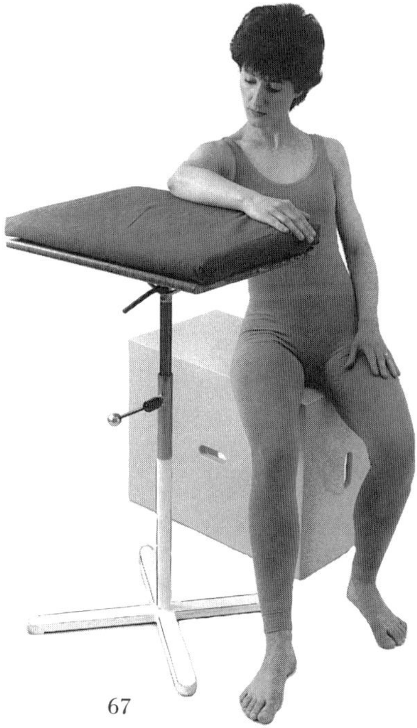
67

Abb. 66: Flexion mit dem proximalen Partner – Abb. 67: Extension mit dem proximalen Partner

können. Der Brustkorb darf sich dabei nach hinten lehnen. Wiederholen Sie die Bewegung gemächlich und sorgfältig.» *(Abb. 66 und 67)*

Analyse

Die Aufgabe der Ellbogenflexoren und -extensoren besteht darin, die Bewegung zuzulassen. So darf der Trizeps nicht die Flexion verhindern, und umgekehrt dürfen die Flexoren nicht die Extension verhindern. Die Winkelbewegung kommt durch Verschieben des Oberarms zustande. Die Muskelaktivität liegt nicht am Ellbogengelenk, sondern an den Hüftgelenken und am Rumpf.

Übung 3

Lernziel

Gleichzeitig vom proximalen und distalen Gelenkpartner aus wechselweise den Ellbogen beugen und strecken, ohne diesen zu verschieben.

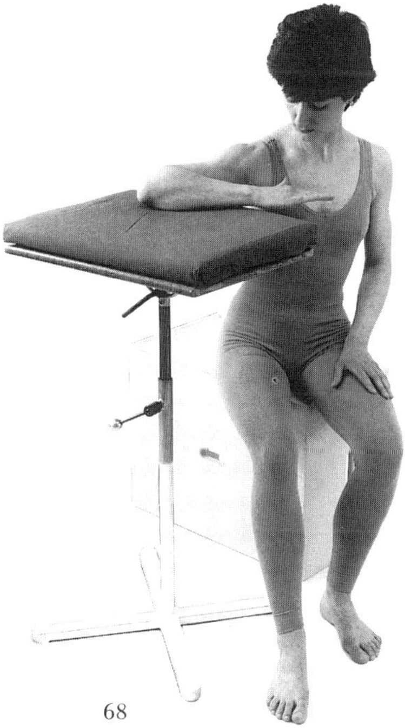

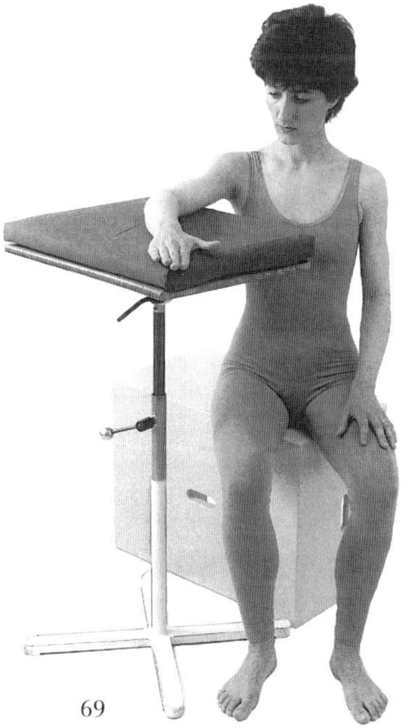

Abb. 68: Flexion mit beiden Partnern gleichzeitig – Abb. 69: Extension mit beiden Partnern gleichzeitig

Ausgangsstellung

Aufrechter Sitz mit Tisch wie für Übung 2.

Instruktion des Patienten

«Bewegen Sie sorgfältig gleichzeitig den Schulterpunkt und den Handgelenkpunkt aufeinander zu, der Abstand wird kleiner. Nun entfernen Sie die Punkte wieder voneinander, ihr Abstand wird so groß wie möglich. Achtung, der Ellbogen bleibt liegen.» *(Abb. 68 und 69)*

Analyse

Jeder Distanzpunkt legt nur einen Teil der Gesamtstrecke zurück. Da auch der distale Partner bewegt wird, sind wechselweise die Beuger und Strecker des Ellbogengelenks aktiviert. Der Antagonist hat es wegen der normalerweise stattfindenden reziproken Hemmung leichter, als in Übung 2, die Bewegung zuzulassen.

Hinweis für den Therapeuten

Es ist günstig, bei der Instruktion den proximalen Distanzpunkt zuerst zu nennen, insbesondere, wenn der Bewegungsumfang noch klein ist. Andernfalls hat der gewöhnlich rascher reagierende distale Gelenkpartner die Bewegungstoleranz bereits ausgeschöpft, noch ehe der proximale dazu kommt.

Übung 4

Lernziel

Wechselweise eine endgradige Flexion und Extension im Ellbogengelenk mit dem distalen Gelenkpartner bei gleichzeitiger Verschiebung des Drehpunkts hubfrei ausführen.

Ausgangsstellung

Aufrechter Sitz mit Tisch wie für Übung 1.

Vorbereitung des Patienten auf den Übungsablauf

Außer den in Übung 1 genannten Punkten an Radius und Humerus wird dem Patienten durch Bestreichen oder Beklopfen zusätzlich die Beugefalte des Ellbogens und das Olekranon bewußt gemacht.

Instruktion des Patienten

«Während sich jetzt der Handgelenkpunkt dem Schulterpunkt nähert, weicht das Ellbogenspitzchen aus, es entfernt sich von der gleichseitigen Brust.

Während sich der Handgelenkpunkt wieder vom Schulterpunkt entfernt, nähert sich die Beugefalte des Ellbogens der gleichseitigen Brust.» *(Abb. 70 und 71)*

Hinweis für den Therapeuten

Der Bewegungsauftrag wird durch Berühren oder Bestreichen der angesagten Punkte/Linien unterstützt und erleichtert.

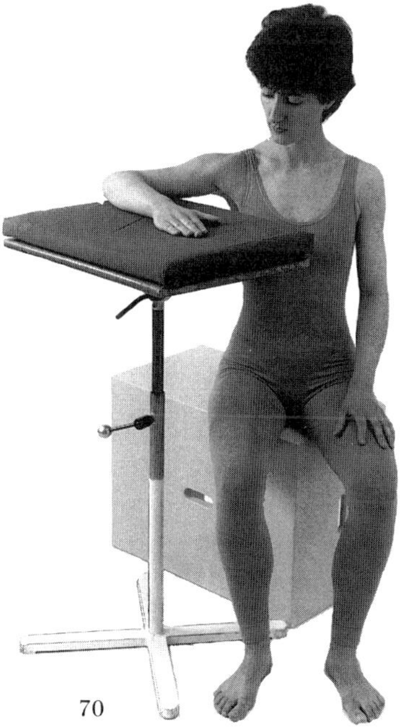

70

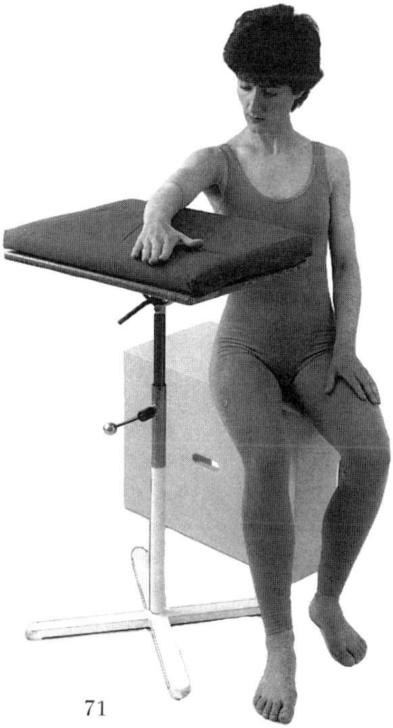

71

Abb. 70: Flexion mit distalem Gelenkpartner und Drehpunktverschiebung – Abb. 71: Extension mit distalem Gelenkpartner und Drehpunktverschiebung

Analyse

Durch das Verschieben von distalem Distanzpunkt und Drehpunkt entsteht im Humeroskapulargelenk mit der Flexion des Ellbogengelenks eine hubfreie Transversalextension, durch die der Bizeps proximal gedehnt wird, mit der Extension des Ellbogengelenks eine hubfreie Transversalflexion, durch die der Trizeps proximal gedehnt wird.

Varianten von Übung 4

Variante 4.1

Während der distale Distanzpunkt am Ort stehen bleibt, verschiebt sich der Ellbogen nach lateral/dorsal. Gleichzeitig bewegt sich der proximale Distanzpunkt auf den distalen zu. *(Abb. 72 und 73)*

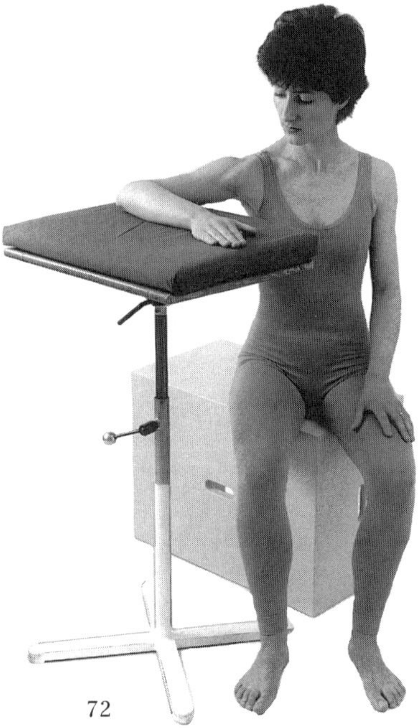

72

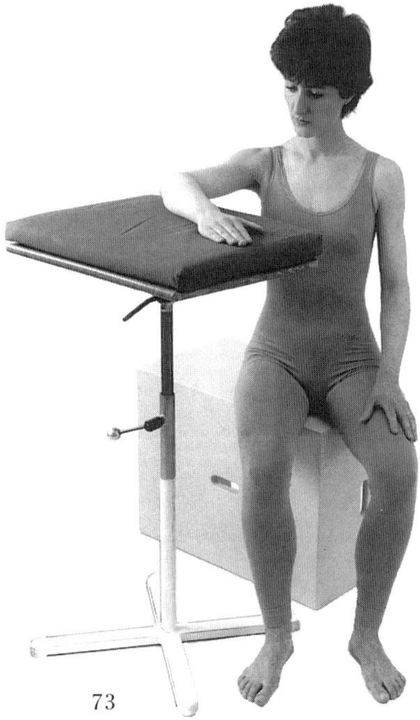

73

Abb. 72: Flexion mit proximalem Gelenkpartner und Drehpunktverschiebung –
Abb. 73: Extension mit proximalem Gelenkpartner und Drehpunktverschiebung

Nun entfernt er sich wieder von diesem, wobei sich der Drehpunkt Ellbogen nach medial/ventral verschiebt.

Variante 4.2

Distaler und proximaler Distanzpunkt bewegen sich gleichzeitig aufeinander zu, während der Drehpunkt Ellbogen nach lateral/dorsal ausweicht. Entfernen sich die beiden Distanzpunkte voneinander, schiebt sich das Ellbogengelenk dazwischen.

Übung 5

Lernziel

Wechselweise den Vorderarm hubfrei endgradig bei 90° flektiertem Ellbogengelenk supinieren und pronieren.

Ausgangsstellung

Aufrechter Sitz mit Tisch wie für Übung 1 mit dem Unterschied, daß der Vorderarm vertikal eingestellt ist.

Vorbereitung des Patienten auf den Übungsablauf

Dem Patienten wird die Beziehung der volaren und dorsalen queren Falten über dem Handgelenk zu den Beugefalten des Ellbogengelenks bewußt gemacht.

Instruktion des Patienten

«Drehen Sie Ihren Vorderarm so, daß Sie das eine Mal die Handfläche anschauen können und das andere Mal den Handrücken sehen. Dabei darf der Abstand Ihres Handgelenks zur Schulter weder größer noch kleiner werden, noch darf sich die Hand dem Tisch nähern.» *(Abb. 7 bis 9, s. S. 19)*

Analyse

Die Supinations- und Pronationsausschläge bleiben hubfrei, wenn flexorische/extensorische Aktivitäten am Ellbogengelenk und innen-/außenrotatorische am Humeroskapulargelenk eine Neigung der Längsachse des Vorderarms im Raum verhindern.

Übung 6

Lernziel

Wechselweise hubfrei eine Supination/Pronation bei extendiertem Ellbogengelenk mit dem distalen Zeiger endgradig ausführen.

Ausgangsstellung

Aufrechter Sitz wie für Übung 1 mit dem Unterschied, daß die Armlängsachse parallel zur Körperlängsachse eingestellt ist. Die Hand ist unten.

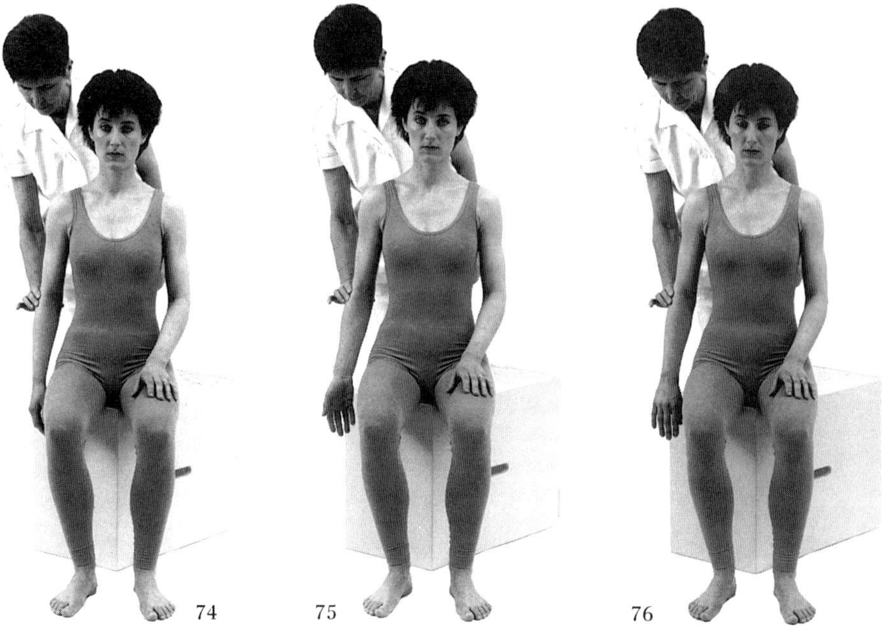

74 75 76

Abb. 74: Ausgangsstellung für Supination/Pronation mit dem distalen Zeiger. Berührungskontakt an den Epikondylen des Humerus – Abb. 75: Endstellung Supination mit dem distalen Zeiger – Abb. 76: Endstellung Pronation mit dem distalen Zeiger

Hinweis für den Therapeuten

Diese Übung setzt voraus, daß das Streckdefizit im Ellbogengelenk nur noch gering ist.

Instruktion des Patienten

«Drehen Sie die Handfläche einmal nach vorn und dann nach hinten, wobei die Beugefalten des Ellbogens unverwandt am Ort bleiben und keine Anstalten machen, in die eine oder andere Richtung mitzudrehen.» *(Abb. 74 bis 76)*

Hinweis für den Therapeuten

Zum Einüben dieser differenzierten Bewegung kann der Therapeut einen Berührungskontakt an beiden Epikondylen des Humerus geben und so dem Patienten den Auftrag erleichtern, die Beugefalten des Ellbogengelenks stehen zu lassen.

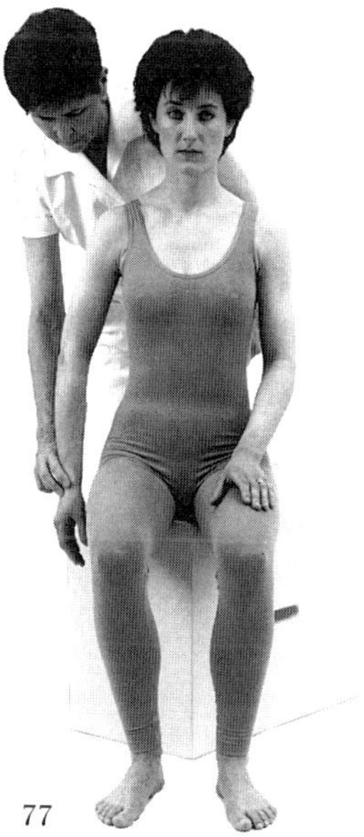

77

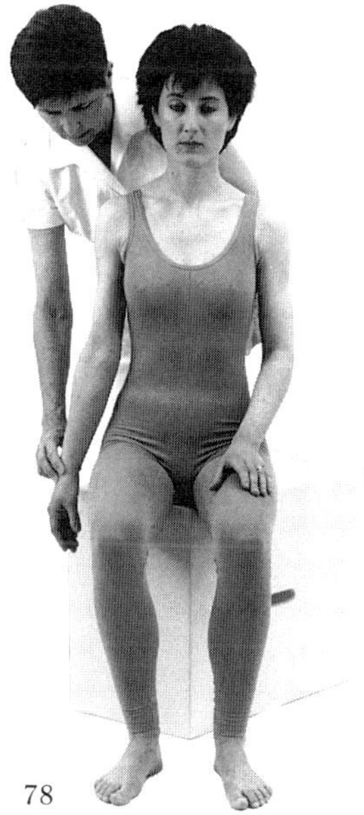

78

Abb. 77: Endstellung Supination mit dem proximalen Zeiger – Abb. 78: Endstellung Pronation mit dem proximalen Zeiger

Analyse

Da die Rotationsachsen von Vorderarm und Humerus bei gestrecktem Ellbogengelenk annähernd eine gemeinsame Gerade bilden, ist es normal, daß die Bewegungsimpulse des distalen Zeigers des Ellbogengelenks gleichsinnig weiterlaufend den Humerus erfassen. Da dies bei der Übung unerwünscht ist, muß bei der Supination die Außenrotation und bei der Pronation die Innenrotation des Humerus durch Gegenaktivität der jeweils antagonistischen Rotatorengruppe des Humeroskapulargelenks verhindert werden.

Varianten von Übung 6

Variante 6.1

Die hubfreie Supination/Pronation wird vom proximalen Zeiger des Ellbogengelenks ausgeführt. Dabei bleibt das Handgelenk am Ort stehen und der Humerus macht wechselweise eine Außen- und Innenrotation, wobei die Innenrotation die Supination, die Außenrotation die Pronation bewirkt. *(Abb. 77 und 78)*

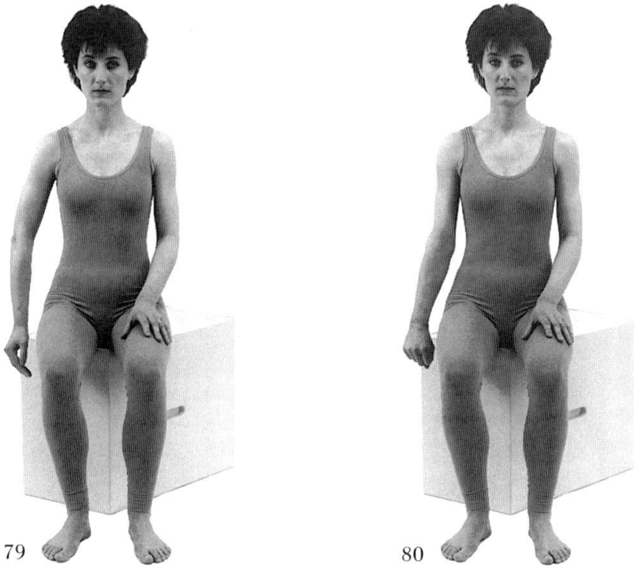

79 80

Abb. 79: Endstellung Supination mit beiden Zeigern –
Abb. 80: Endstellung Pronation mit beiden Zeigern

Variante 6.2

Die hubfreie Supination/Pronation wird gleichzeitig von beiden Zeigern aus bewerkstelligt. Diese bewegen sich dabei in entgegengesetzte Richtungen. Es ist günstig, auftaktisch mit dem proximalen Zeiger zu beginnen. *(Abb. 79 und 80)*

Variante 6.3

Die Armlängsachse wird zur nach oben verlängerten Körperlängsachse parallel eingestellt. In dieser Ausgangsstellung kann die Supination/Pronation mit dem distalen Zeiger ausgeführt werden, wobei die Rotationsbewegungen des Humerus nicht zugelassen werden. *(Abb. 81 und 82)*

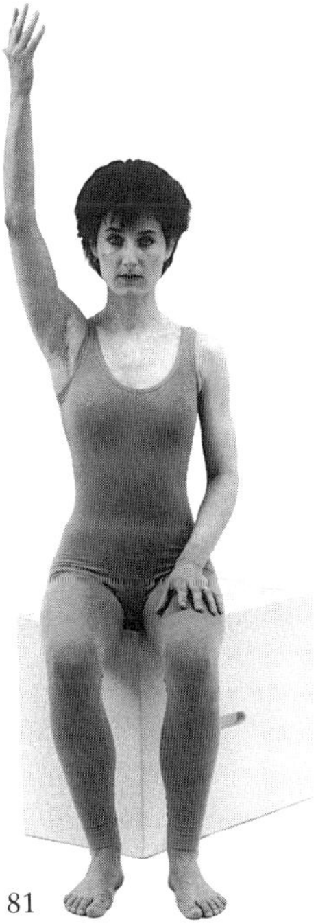

81

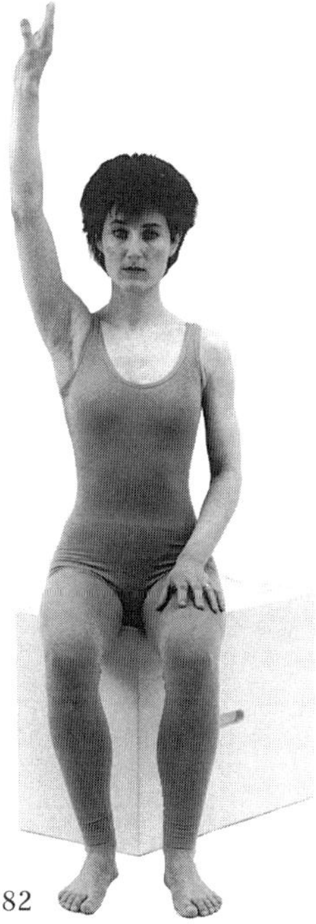

82

Abb. 81: Endstellung Supination mit dem distalen Zeiger –
Abb. 82: Endstellung Pronation mit dem distalen Zeiger

Variante 6.4

Bei vertikal hängendem Vorderarm wird das Olekranon hinter die mittlere Frontalebene verschoben. Der Umfang des Bewegungsausschlages des Humerus hängt ab von der Strecktoleranz des Ellbogengelenks. Ist diese annähernd frei, befindet sich das Ellbogengelenk nahe bei der mittleren Frontalebene. Ist sie eingeschränkt, z. B. um 30°–40°, so ist der Abstand entsprechend größer. Die Flexions-/Extensionsachse des Ellbogengelenks sollte horizontal im Raum stehen, was im allgemeinen besser gelingt, wenn sich der Ellbogen wenig von der Sagittalebene entfernt. Wenn sich der distale Zeiger nun supinatorisch/pronatorisch bewegt, bleibt das Olekranon unverwandt an Ort und Stelle stehen. Die Supinationsbewegung steht unter der Kontrolle des M.supinator. *(Abb. 83 und 84)*

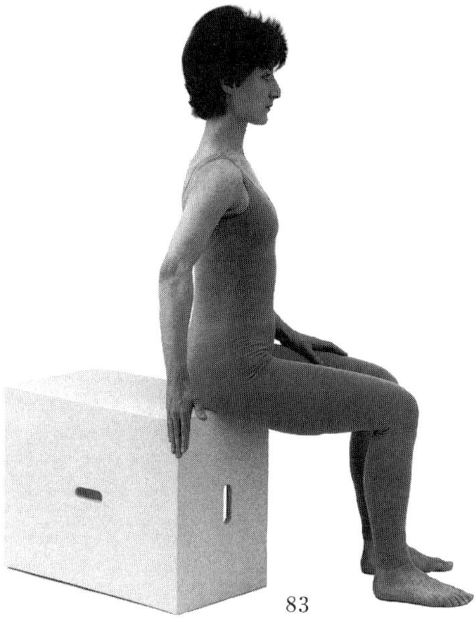

83

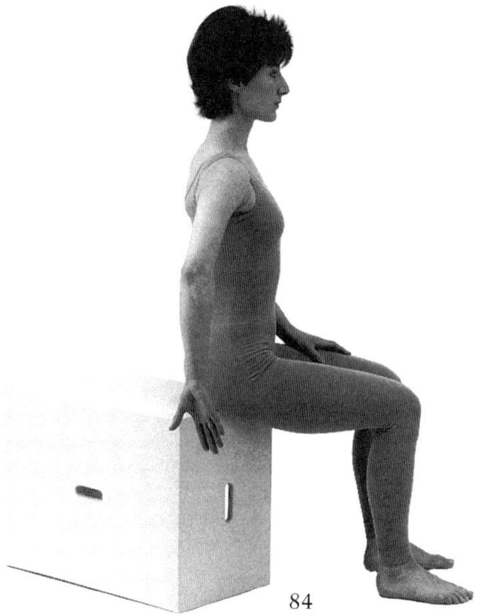

84

Abb. 83: Endstellung Supination mit dem distalen Zeiger. Der Vorderarm ist hinter der mittleren Frontalebene vertikal eingestellt – Abb. 84: Endstellung Pronation mit dem distalen Zeiger. Der Vorderarm ist hinter der mittleren Frontalebene vertikal eingestellt

Bedingung 2

Hubarmut bis volle Hubbelastung ist erlaubt.

Beispiele: Übung 7 bis 13

Übung 7

Lernziel

Durch Verschieben von distalem Distanzpunkt und Drehpunkt das Ellbogengelenk wechselweise in der Sagittalebene flektieren bei gleichzeitiger Supination des Vorderarms und anschließend extendieren bei gleichzeitiger Pronation des Vorderarms.

Ausgangsstellung

Aufrechter Sitz wie für Übung 1 mit dem Unterschied, daß der Arm in der Nullstellung ist und die Hand des nicht betroffenen Arms auf dem gleichseitigen Oberschenkel liegt.

Instruktion des Patienten

«Bringen Sie die Fingerspitzen nahe an das gleichseitige Schultergelenk, wobei die Handfläche die Schulter anschaut. Das Ellbogenspitzchen geht dabei nach hinten. Während Sie sich jetzt vorstellen, die Hand möchte etwas Schweres von der Schulter weg nach vorn schieben, drehen Sie die Hand um und schieben und schieben, bis der Arm lang ist. Das Ellbogenspitzchen schaut zum Oberschenkel. Die Fingerspitzen sind nach oben gerichtet. Wenn Sie am Ende angekommen sind, drücken Sie weiter ohne Bewegung. Sie spüren eine intensive Spannung im Arm. *(Abb. 85 bis 88)*

Nun läßt die Spannung nach, die Hand dreht sich gemächlich um, während gleichzeitig die Fingerspitzen wieder zur Schulter streben. Das Ellbogenspitzchen schaut nach unten, es darf nicht zur Seite ausscheren, statt dessen verschwindet es wieder nach hinten.

Am Ziel angekommen, denken Sie einen Augenblick an die Gegenbewegungen. Nun schieben Sie wieder das Schwere weg von der Schulter usw.»

Hinweis für den Therapeuten

Um das bei der Flexion unerwünschte Ausscheren des Ellbogens nach lateral zu vermeiden, kann man dem Patienten eine imaginäre Wand anbieten. Bei der Vorwärtsbewegung streichen Hand und Vorderarm mit der Ulnarseite, bei der Rückwärtsbewegung mit der Radialseite an der gedachten Wand entlang.

Ist die Flexionstoleranz des Ellbogengelenks nur gering und können die Fingerspitzen nur wenig der Schulter angenähert werden, verkleinern sich auch die Bewegungsausschläge im Humeroskapulargelenk. Auch in diesem Fall sollte nicht auf die Sagittalebene als Bewegungsebene verzichtet werden.

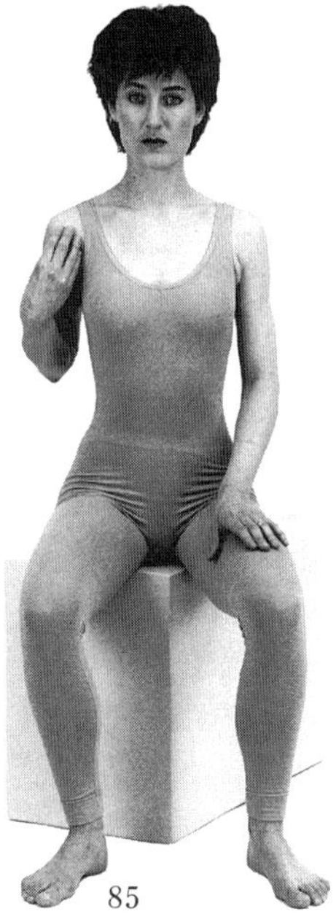

85

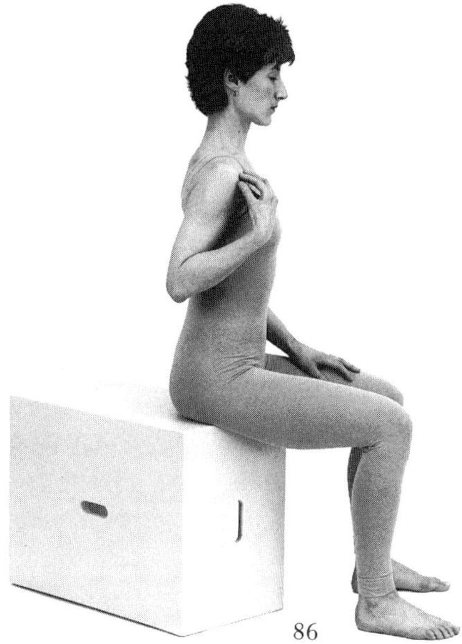

86

Abb. 85 und 86: Endstellung Flexion mit Drehpunktverschiebung in der Sagittalebene bei supiniertem Vorderarm, von vorn, von der Seite

Abb. 87 und 88: Endstellung Extension mit Drehpunktverschiebung in der Sagittalebene bei proniertem Vorderarm, von vorn, von der Seite

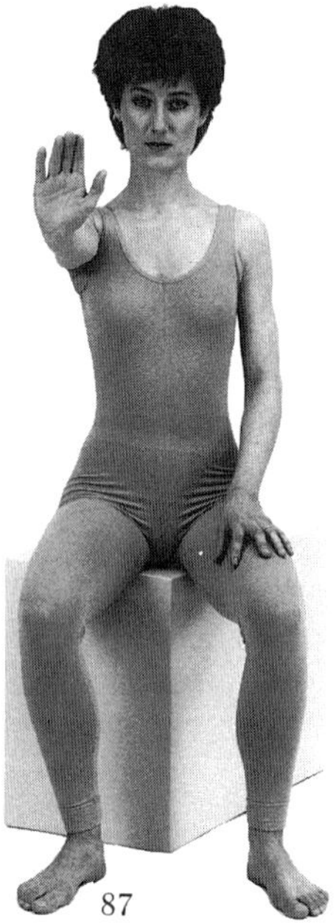

87

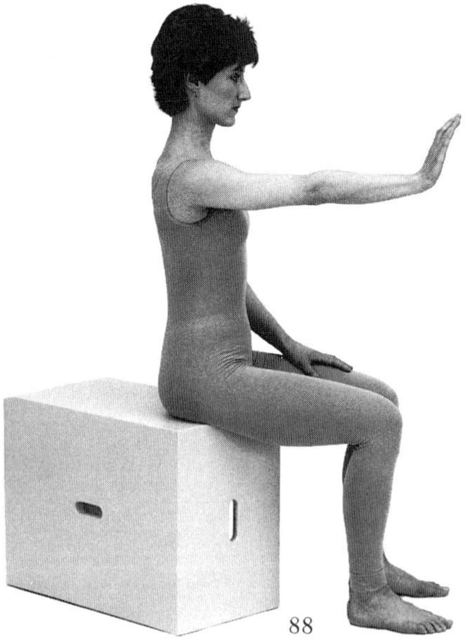

88

Analyse

Mit der Flexion des Ellbogengelenks und der Verschiebung des Drehpunkts hinter die mittlere Frontalebene entsteht im Humeroskapulargelenk eine Extension, welche auf das Sternoklavikulargelenk als Rotation der Klavikula nach ventral/kaudal weiterläuft. Die Supination des Vorderarms läuft als Adduktion auf das Humeroskapulargelenk weiter und erleichtert das Verbot, mit dem Ellbogen nach lateral auszuscheren. Die Verschiebung des Vorderarms in der Sagittalebene nach hinten erfordert eine Außenrotation im Humeroskapulargelenk.

Bei der Gegenbewegung des Ellbogengelenks entsteht im Humeroskapulargelenk eine Flexion, die als Rotation der Klavikula nach dorsal/kaudal sowie als Anteversion auf das Sternoklavikulargelenk weiterläuft. Der Auftrag, daß das Olekranon den Oberschenkel anschauen soll, verlangt eine Außenrotation des Humerus im Humeroskapulargelenk. Dadurch gelingt es, die Flexions-/Extensionsachse des Ellbogengelenks parallel zu jener des Handgelenks einzustellen, was bedeutet, daß die Endstellung der Pronation erreicht ist, auch wenn es noch nicht gelingt das Ellbogengelenk endgradig zu strecken.

Im Handgelenk entsteht mit der Ellbogenflexion eine Volarflexion, mit der Ellbogenextension eine Dorsalextension.

Varianten von Übung 7

Variante 7.1

Die Übung kann auch mit vorgeneigter Körperlängsachse oder aus der Bauchlage mit seitlich überhängendem, frei bewegbarem Arm ausgeführt werden.

Variante 7.2

Die Übung kann abgewandelt werden, indem der Vorderarm mit der Flexion des Ellbogengelenks eine Pronation und mit der Extension des Ellbogengelenks eine Supination macht, ohne die Sagittalebene aufzu-

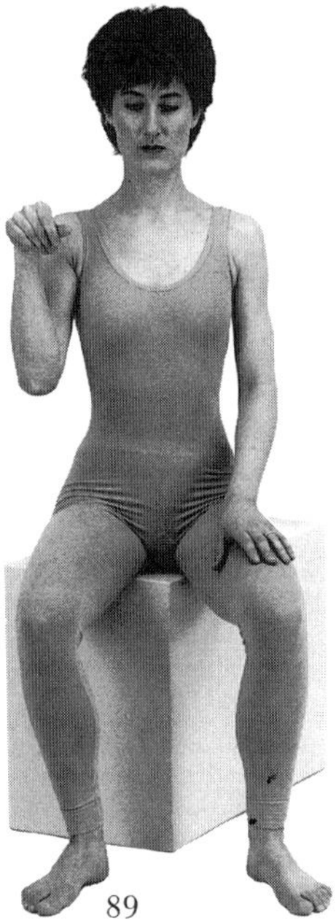

89

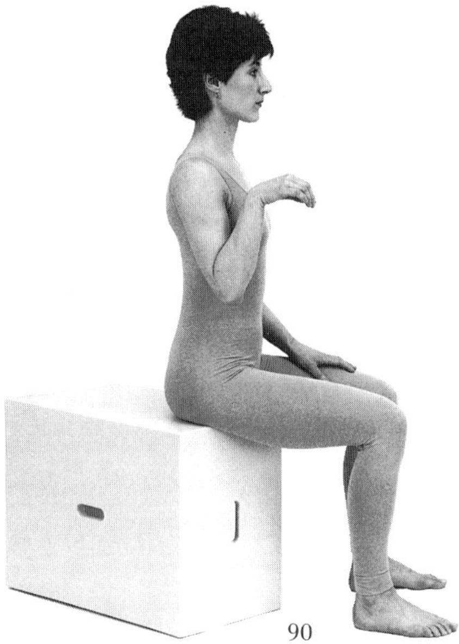

90

Abb. 89 und 90: Endstellung Flexion mit Drehpunktverschiebung in der Sagittalebene bei proniertem Vorderarm, von vorn, von der Seite

Abb. 91 und 92: Endstellung Extension mit Drehpunktverschiebung in der Sagittalebene bei supiniertem Vorderarm, von vorn, von der Seite

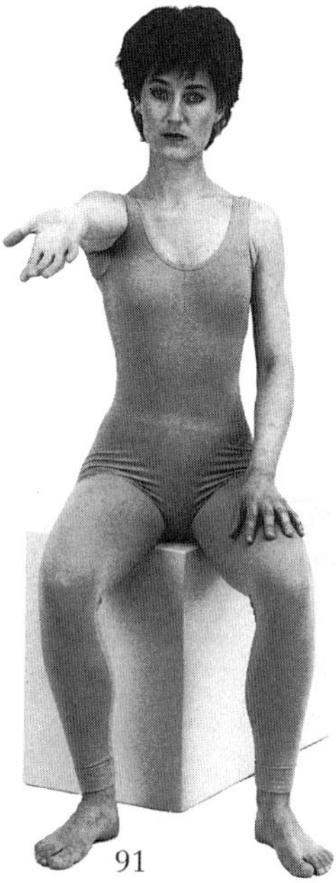

91

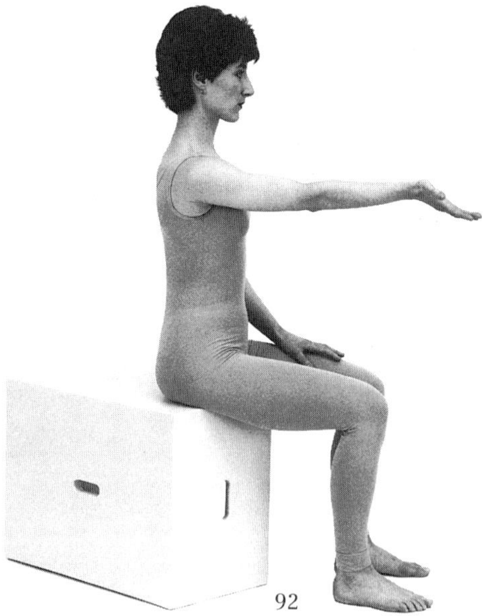

92

geben. Dabei darf das Olekranon bei der Flexion des Ellbogengelenks die mittlere Frontalebene nicht überschreiten. *(Abb. 89 bis 92)*

Es ist günstig, mit der Pronation eine intensive Volarflexion im Handgelenk zu verlangen und mit der Supination eine Dorsalextension mit Handöffnung.

Übung 8

Lernziel

Bei gleichzeitigem Verschieben von distalem und proximalem Distanzpunkt sowie Drehpunkt Ellbogen wechselweise eine Flexion/Supination und Extension/Pronation in der Transversalebene ausführen.

Ausgangsstellung

Aufrechter Sitz wie für Übung 1 mit dem Unterschied, daß der Arm auf der «Luft» und nicht auf einem Tisch liegt.

Instruktion des Patienten

«Schulterpunkt und Handgelenk bewegen sich gleichzeitig aufeinander zu, die Handfläche wendet sich dabei dem Körper zu, der Ellbogen weicht nach hinten aus. Jetzt streben beide Punkte wieder gleichzeitig voneinander weg, während sich der Ellbogen dazwischen schiebt. Die Handfläche dreht sich vom Körper weg, das Ellbogenspitzchen schaut zum Oberschenkel.» *(Abb. 93 und 94)*

Hinweis für den Therapeuten

Gewöhnlich gelingt die Übung besser, wenn auftaktisch das Akromion mit dem Verschieben beginnt.

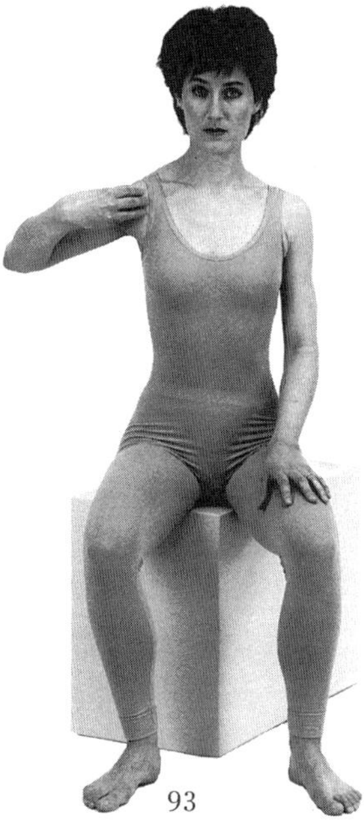

93

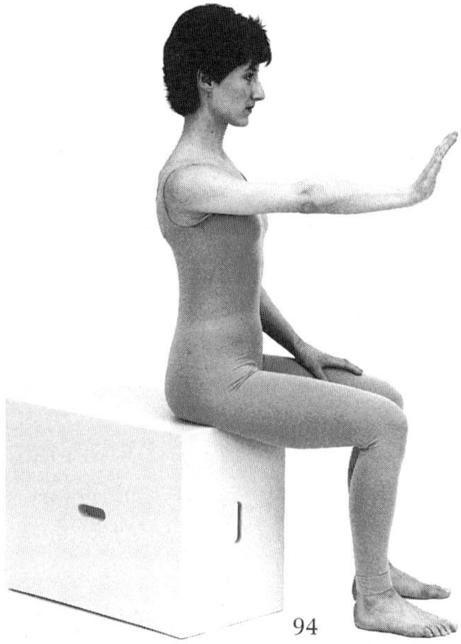

94

Abb. 93: Endstellung Flexion mit distalem und proximalem Partner in der Transversalebene – Abb. 94: Endstellung Extension mit distalem und proximalem Partner in der Transversalebene

Analyse

Die Anteversion/Retroversion im Sternoklavikulargelenk sowie die Transversalextension/Transversalflexion im Humeroskapulargelenk sind hubfreie Bewegungen.

Da mit der Transversalextension eine Innenrotation des Humerus erfolgt, wird die Flexions-/Extensionsachse des Ellbogengelenks vertikal eingestellt, so daß die gleichzeitig stattfindende Ellbogenflexion ebenfalls hubfrei ist.

Die mit der Transversalflexion verbundene Außenrotation des Humerus bewirkt, daß die Flexions-/Extensionsachse des Ellbogengelenks die Horizontale erreicht. Bei der gleichzeitig erfolgenden Ellbogenextension gerät der Bizeps vorübergehend unter eine negative Hubbelastung. Sofern das Ellbogengelenk frei streckbar ist, übernimmt der Trizeps die endgradige Streckung. Das allerdings nur, wenn der Therapeut einen entsprechenden Auftrag erteilt hat.

Die Ellbogenbewegungen Flexion/Extension kommen zustande, indem distaler und proximaler Distanzpunkt gleichzeitig in entgegengesetzte Richtungen bewegt werden.

Die gleichzeitige Verschiebung des Drehpunkts Ellbogen bedingt Bewegungsausschläge im angrenzenden proximalen Humeroskapulargelenk, welche natürlicherweise mit Rotationskomponenten des Humerus kombiniert sind. Daher gilt für die Drehbewegungen des Vorderarms, Supination/Pronation, daß sie durch ein gleichzeitiges Bewegen des proximalen und distalen Zeigers in entgegengesetzte Richtungen zustande kommen.

Variante von Übung 8

Diese Übung kann auch mit horizontal eingestellter Körperlängsachse in der Seitenlage gemacht werden, wobei sich die muskuläre Belastung ändert. Namentlich die dorsale zingulohumerale, trunkohumerale und trunkozinguläre Muskulatur, sowie der Trizeps sind wechselweise mit positivem und negativem Hub belastet.

Übung 9

Lernziel

Bei manuellem Widerstand für die Transversalextension mit dem Bewegungsausschlag des rechten/linken Humerus beide Ellbogengelenke beugen und bei der Transversalflexion gegen manuellen Widerstand beide Ellbogengelenke strecken.

Ausgangsstellung

Aufrechter Sitz wie für Übung 1 mit dem Unterschied, daß beide Arme symmetrisch auf der «Luft» und nicht auf Tischen liegen. Der Therapeut steht hinter dem Patienten und hat für die Transversalextension

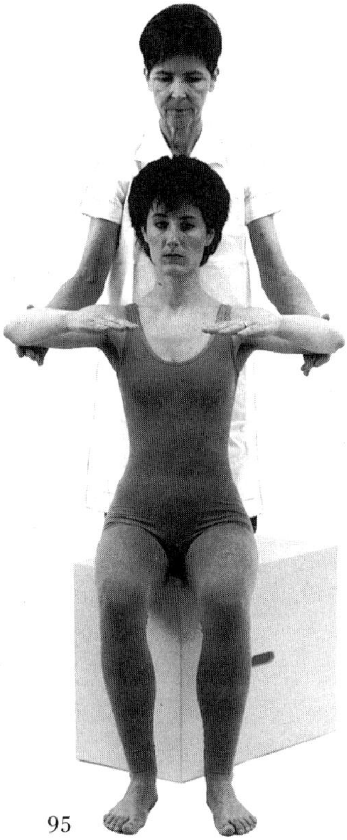

95

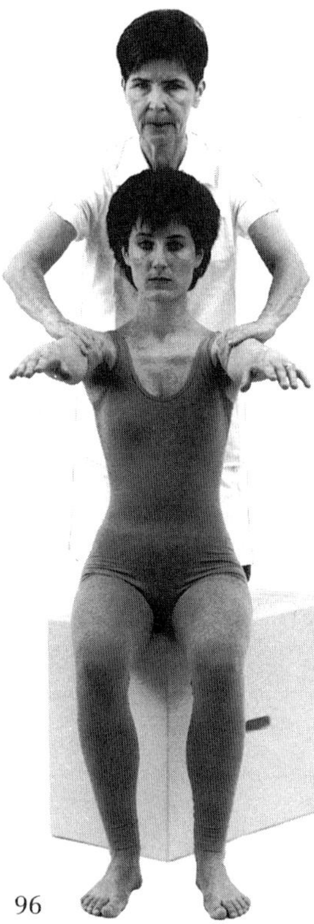

96

Abb. 95: Ellbogenflexion in der Transversalebene. Manueller Widerstand für die Transversalextension des re/lk Humerus – Abb. 96: Ellbogenextension in der Transversalebene. Manueller Widerstand für die Transversalflexion des re/lk Humerus

seine Hände beidseits distal/dorsal am Humerus angelegt. Für die Transversalflexion wechseln die Therapeutenhände am Humerus nach distal/ventral.

Instruktion des Patienten

«Beantworten Sie den Druck meiner Hände, die Ellbogen entfernen sich voneinander, die Hände nähern sich den Schultern. Nun geht es in die entgegengesetzte Richtung. Die Ellbogen streben zusammen, die Arme werden ganz lang.» *(Abb. 95 und 96)*

Analyse

Durch die Transversalextension des Humerus im Humeroskapulargelenk wird die Komponente des Bizeps am Ellbogengelenk stärker, weil der zweigelenkige Muskel proximal gedehnt wird. Bei der Transversalflexion verhält es sich genau so für den zweigelenkigen Trizeps. Seine Komponente am Ellbogengelenk wird stärker, weil er durch die Bewegung des Humerus proximal gedehnt wird.

Die Gegenbewegung mit dem unversehrten Arm verunmöglicht ein unerwünschtes Weiterlaufen auf den Brustkorb, weil sich die an der Wirbelsäule ankommenden Impulse der Armbewegungen aufheben.

Hinweis für den Therapeuten

Wenn es auch am einfachsten ist, die Brustkorbbewegung durch einen symmetrischen Widerstand an den Armen zu verhindern, so ist dies nicht zwingend. Der Widerstand kann ebensogut am Brustkorb selbst gegeben werden. In diesem Fall liegt die Therapeutenhand bei der Transversalextension des Arms dorsal an der gegenseitigen Hälfte des Brustkorbs und gibt diesem einen Rotationswiderstand. Bei der Transversalflexion des Arms liegt die Therapeutenhand ventral an der gegenseitigen Hälfte des Brustkorbs und gibt diesem wiederum einen Rotationswiderstand, allerdings in die umgekehrte Richtung. *(Abb. 97 und 98)*

Varianten von Übung 9

Variante 9.1

Diese Übung eignet sich als Hausaufgabe, insbesondere der transversalflexorische Teil. Der Patient kann sich mit seiner anderen Hand distal/medial am Humerus einen Widerstand geben und gleichzeitig die Hand vom Körper entfernen. *(Abb. 99)*

Der Vorteil dieser Übungsanordnung liegt nicht nur im Selbsttraining, sondern auch im Erschweren, wenn nicht gar Verunmöglichen von Ausweichbewegungen des Schultergürtels.

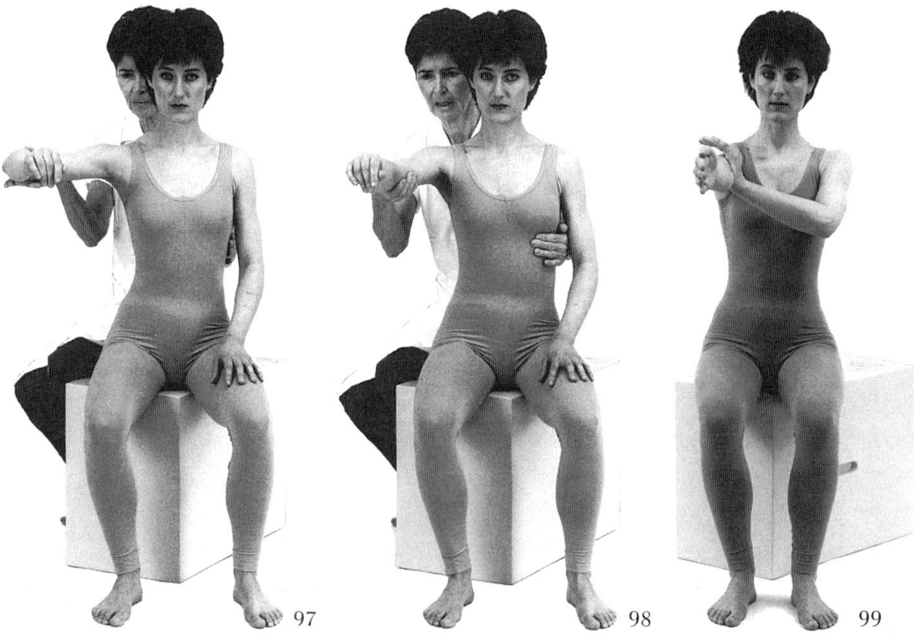

97 98 99

Abb. 97: Ellbogenflexion in der Transversalebene. Manueller Widerstand dorsal an Humerus und gegenseitiger Brustkorbhälfte – Abb. 98: Ellbogenextension in der Transversalebene. Manueller Widerstand ventral an Humerus und gegenseitiger Brustkorbhälfte – Abb. 99: Ellbogenextension in der Transversalebene. Der Patient gibt sich selbst einen Widerstand für die Transversalflexion des Humerus

Variante 9.2

Der Patient kann den Widerstand am Oberarm anstatt mit der gegenseitigen Hand auch mit dem Kopf geben. So kann das Kinn, die Backe, die Schläfe, das Ohr, der Hinterkopf Kontaktstelle mit dem Oberarm sein, an der der Druck entsteht. Vom Kinn zum Hinterkopf nähert sich die Armlängsachse der Vertikalen, so daß die Trizepsaktivität zusätzlich erhöht wird, da dieser das Gewicht des Vorderarms gegen die Schwerkraft verteidigen muß. *(Abb. 100 und 101)*

Auch diese Übung eignet sich gut für das Training zu Hause.

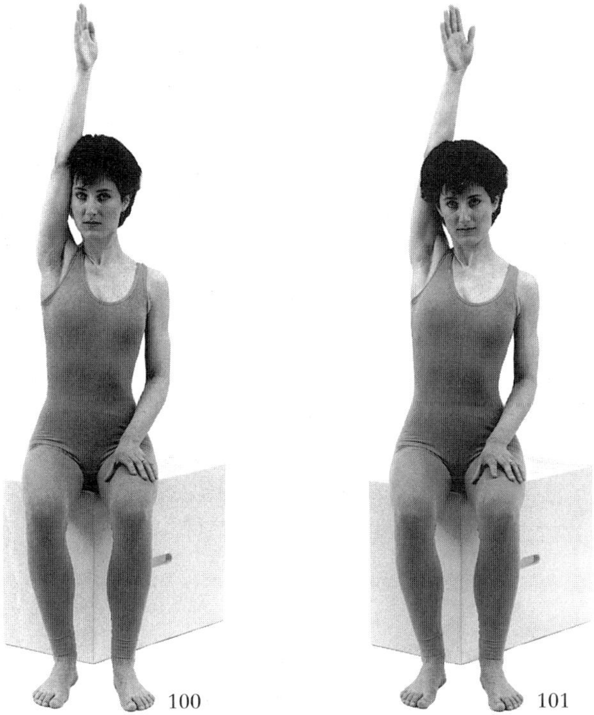

100 101

Abb. 100 und 101: Ellbogenextension bei Adduktionswiderstand für den Humerus mit dem Kopf, Oberarm und Ohr sowie Oberarm und Hinterkopf haben Kontakt

Übung 10

Lernziel

Mit der Außenrotation des Humerus gleichzeitig das Ellbogengelenk endgradig strecken und eine Supination des Vorderarms verhindern.

Ausgangsstellung

Aufrechter Sitz wie für Übung 1 mit dem Unterschied, daß die Handfläche dem gleichseitigen Oberschenkel aufliegt, so daß das Ellbogengelenk wenig flektiert ist.

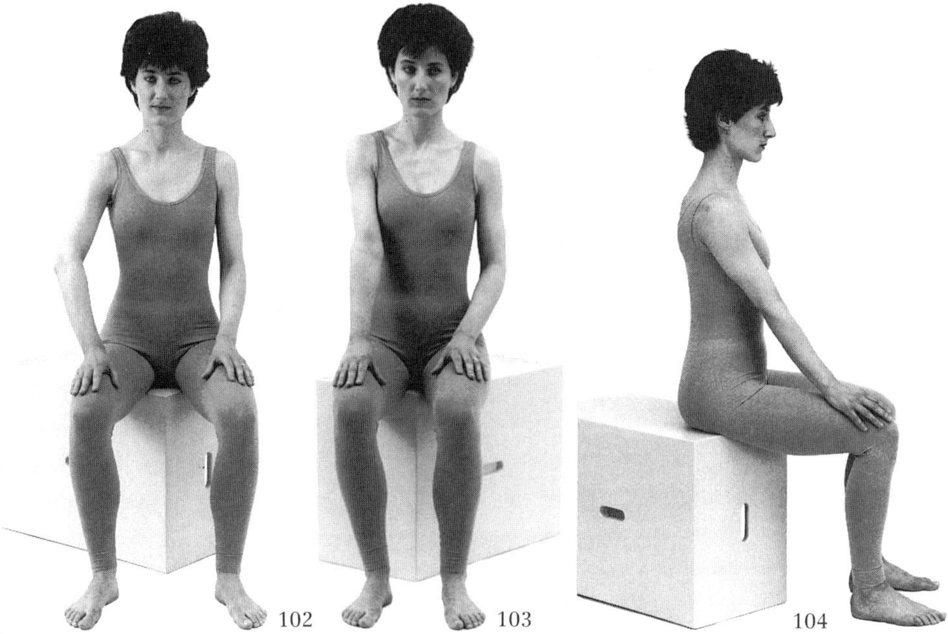

Abb. 102: Ausgangsstellung mit deblockiertem Ellbogengelenk, abduziertem/innenrotiertem Humerus – Abb. 103 und 104: Endstellung Ellbogenextension von proximal bei gleichzeitiger Außenrotation/Adduktion des Humerus, Elevation/Retroversion des Akromions, von vorn, von der Seite

Instruktion des Patienten

«Die Hand behält ihren Kontakt zum Bein unverändert bei, wenn Sie jetzt gleichzeitig den Arm lang machen und das Ellbogenspitzchen zum Bauch drehen. Der Schulterpunkt darf sich dabei dem Hinterkopf nähern. Kontrollieren Sie immer wieder Ihre Hand, insbesondere die Daumenseite. Wenn alles schön am Platz ist, spüren Sie einen Augenblick die im Arm und in der Schulter entstandene Spannung. Nun lassen Sie langsam diese Spannung verschwinden.» *(Abb. 102 bis 104)*

Hinweis für den Therapeuten

Um dem Patienten den Auftrag zu erleichtern, die Hand an Ort und Stelle zu lassen, kann man den eigenen Finger unter die Daumenseite des Handgelenks legen. Das andere Problem bietet die von proximal erwünschte Streckung des Ellbogengelenks, die durch Zupfen über dem Akromion in das Bewußtsein des Patienten gebracht werden kann. Wird zu viel Kraft aufgewendet, kann der Patient aufgefordert werden, den Bewegungsablauf erst gedanklich zu planen, damit dieser dann nahezu wie von alleine ablaufen kann.

Analyse

Mit der Außenrotation des Humerus wird die Beuge- und Streckachse des Ellbogengelenks als proximaler Rotationszeiger des Vorderarms in Bewegung gesetzt. Durch die Gegenaktivität der Pronatoren kann die Bedingung erfüllt werden, daß die Radialseite des Handgelenks den Kontakt zum Körper beibehalten muß. Außenrotation des Humerus und Pronation des Vorderarms bewirken eine Verschraubung des Arms, welche die Extension des Ellbogengelenks erleichtert. Das Bewegungsmuster entspricht dem Stützmuster des Arms vor dem Körper. Die Extension des Ellbogengelenks kommt durch Verschieben des Schultergürtels auf dem Brustkorb zustande. Das Akromion macht eine Elevation/Retroversion, dadurch entsteht eine Adduktion im Humeroskapulargelenk.

Varianten von Übung 10

Variante 10.1

Die Hand hat Kontakt zur Wand, dabei ist die Armlängsachse sagittotransversal eingestellt. Die Extension des Ellbogengelenks kommt in diesem Fall durch eine Retroversion des Akromions zustande.

Variante 10.2

Die Übung kann erschwert werden, indem die Hand den Kontakt zum Körper oder der Wand aufgibt. Der Patient wird aufgefordert, sich eine Wand vorzustellen. Dabei ist es ratsam, die Längsachse des Arms sagittotransversal einzustellen, damit der Patient die Flexions-/Extensionsachse seines Handgelenks optisch kontrollieren kann. *(Abb. 105 bis 107)*

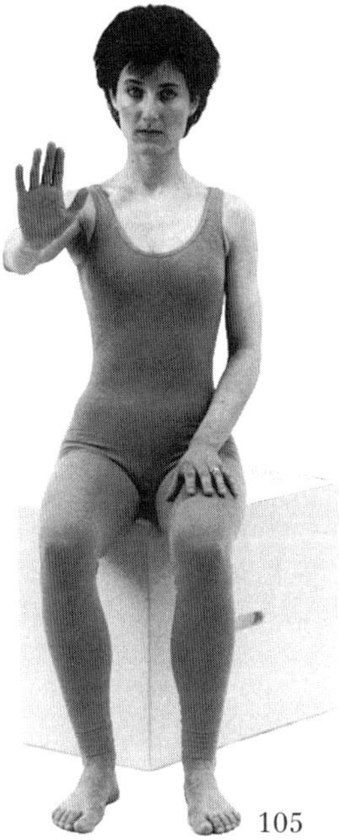
105

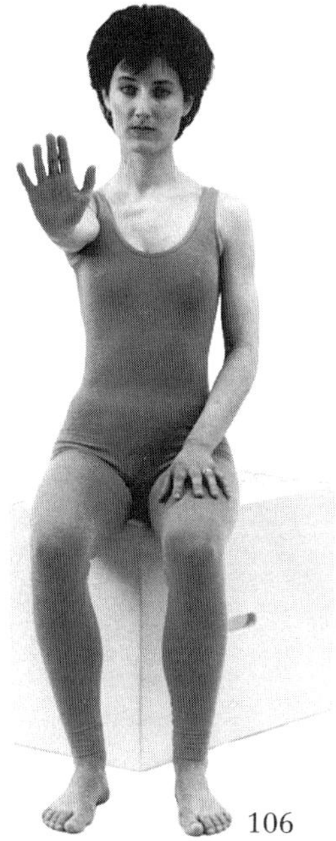
106

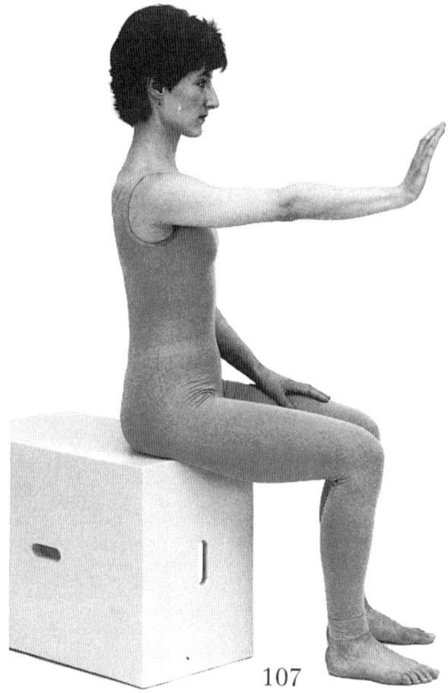
107

Abb. 105: Ausgangsstellung mit deblockiertem Ellbogengelenk, transversalextendiertem/innenrotiertem Humerus. Die Handfläche berührt eine imaginäre Wand – Abb. 106 und 107: Endstellung Ellbogenextension mit Außenrotation des Humerus. Die Handfläche berührt eine imaginäre Wand, von vorn, von der Seite

Übung 11

Lernziel

Verschiedene Stellen des Körpers im Kopf-, Schulterbereich ohne Ausweichbewegungen des Schultergürtels mit der Hand berühren.

Ausgangsstellung

Aufrechter Sitz wie für Übung 1 mit dem Unterschied, daß die Hände auf den Oberschenkeln liegen.

Instruktion des Patienten

«Streichen Sie mit der Hand über Ihren gegenseitigen Oberarm, die Schulter, das Ohr, zum Scheitelpunkt, über den Hinterkopf, zum Nakken, zum gleichseitigen Ohr, Kinn, Mund, zur Stirn, zurück zum Halsgrübchen, Brustbein, Bauch und zurück zum gleichseitigen Oberschenkel.»

Hinweis für den Therapeuten

Es sollten nur Körperstellen benannt werden, die bei verminderter Flexionstoleranz des Ellbogengelenks ohne Ausweichbewegungen des Schultergürtels erreicht werden können.

Analyse

Bei dem Bestreichen des Körpers entsteht im Ellbogengelenk eine jeweils angemessene Flexion und Extension. Der Vorderarm macht eine Supination und Pronation. Die subtilen, sich nahtlos und harmonisch verändernden Gelenkstellungen sind das Resultat einer Geschicklichkeitsleistung der Muskulatur.

Variante von Übung 11

Das Bestreichen des Körpers kann so gesteuert werden, daß die Extensionsausschläge des Ellbogengelenks dominieren, oder daß die Betonung im wechselweisen mühelosen Umschalten von Flexion/Supination und Extension/Pronation besteht.

Übung 12

Lernziel

Das Ellbogengelenk wechselweise mit dem Trizeps beugen und strekken.

Ausgangsstellung

Aufrechter Sitz wie für Übung 1 mit dem Unterschied, daß die Armlängsachse vertikal und parallel zur nach oben verlängerten Körperlängsachse eingestellt ist. Die Hand ist oben.

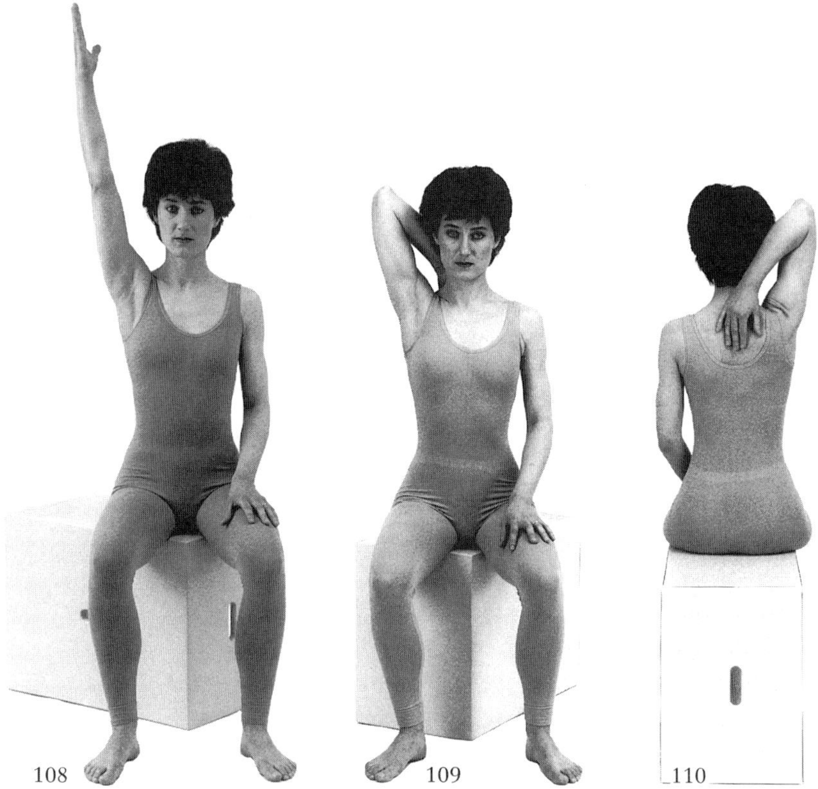
108 109 110

Abb. 108: Endstellung Ellbogenextension, die Hand ist oben – Abb. 109 und 110: Endstellung Flexion. Die Spitze des Mittelfingers berührt Th5, von vorn, von hinten

Instruktion des Patienten

«Der Oberarm verändert seinen Abstand zum Kopf nicht, wenn Sie jetzt Ihre Hand langsam nach unten lassen mit der Absicht, Ihre Wirbelsäule mit den Fingerspitzen zu berühren. Nun kehren Sie um und führen Ihre Hand zurück, bis diese wieder über dem Ellbogen und der Schulter steht. Achtung, auch jetzt darf sich der Oberarm nicht vom Kopf entfernen.» *(Abb. 108 bis 110)*

Hinweis für den Therapeuten

Wenn die Flexionstoleranz des Ellbogengelenks nicht ausreicht, um die Dornfortsätze der oberen Brustwirbel zu berühren, ist es sinnvoll, einen Punkt am Kopf zu benennen, z. B. den Hinterkopf, die gegenseitige Schläfe u. a. m.

Analyse

Die Vertikalstellung oder annähernde Vertikalstellung der Armlängsachse setzt eine ausreichende Flexionstoleranz im Humeroskapulargelenk voraus. Die deutliche Außenrotation des Humerus ermöglicht es Hand und Vorderarm, ohne Behinderung durch den Kopf nach hinten/unten zu gelangen. Die langsam ausgeführte Bewegung steht unter der Kontrolle des Trizeps, der das Vorderarm-Handgewicht bremsend hinunter läßt. Der Trizeps leistet negativen Hub. Bei der umgekehrten Bewegung leistet der Trizeps positiven Hub.

Variante von Übung 12

Die Übung kann auch aus der Rückenlage gemacht werden. Die Armlängsachse ist sagittotransversal eingestellt. Die Bezugspunkte der Hand liegen ventral am Körper.

Liegt eine Flexionseinschränkung im Humeroskapulargelenk vor, bietet diese Übungsanordnung eine bessere Anpassung an das Defizit.

Übung 13

Lernziel

Bei gleichzeitiger Abduktion des Humerus den Vorderarm supinieren und mit der anschließenden Adduktion des Humerus den Vorderarm pronieren, ohne dabei die Wirbelsäule lateralflexorisch zu verformen.

Ausgangsstellung

Aufrechter Sitz wie für Übung 1 mit dem Unterschied, daß bei vertikaler Humeruslängsachse die Längsachse des Vorderarms sagittotransversal eingestellt ist. Der Daumen schaut nach oben.

Instruktion des Patienten

«Bleiben Sie schön gerade sitzen, wenn Sie jetzt das Ellbogenspitzchen vom Körper entfernen und gleichzeitig die Handfläche nach oben drehen. Achtung, die Hand darf sich weder der Schulter nähern noch ih-

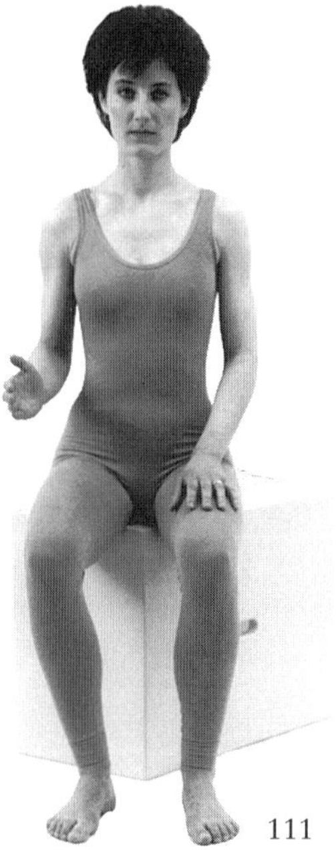
111

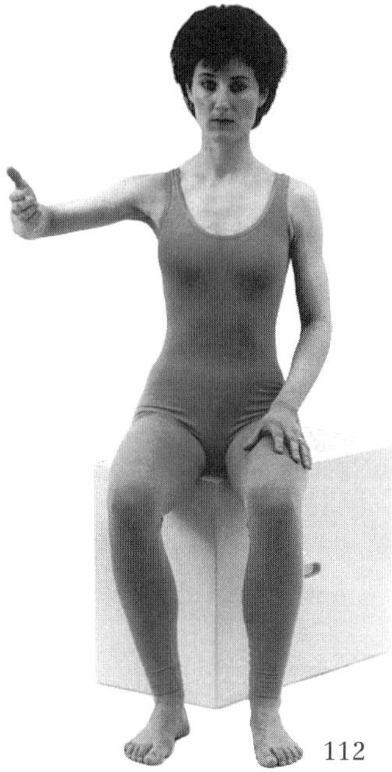
112

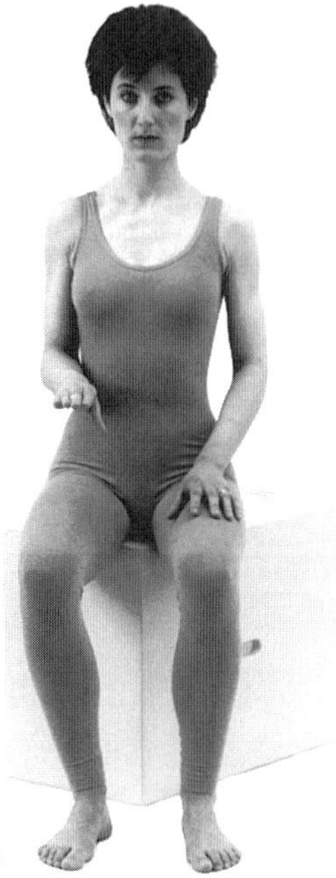
113

Abb. 111: Ausgangsstellung für Abduktion/Supination, Adduktion/Pronation – Abb. 112: Abduktion des Humerus mit Supination des Vorderarms – Abb. 113: Adduktion des Humerus mit Pronation des Vorderarms

ren Abstand zu dieser vergrößern. Wenn Ellbogen und Hand auf gleicher Höhe mit der Schulter sind, kehren Sie um. Der Ellbogen nähert sich dem Brustkorb, die Handfläche dreht sich dabei um und schaut den Boden an. Auch dieses Mal verändert die Hand ihren Abstand zur Schulter nicht.» *(Abb. 111 bis 113)*

Analyse

In der vorgegebenen Ausgangsstellung finden die Bewegungsausschläge von Humerus und Vorderarm in frontalen Ebenen um sagittotransversale Achsen statt.

In bezug auf die Abduktion des Humerus ist die Supination eine gegensinnige Bewegung.

Die Impulse beider Komponenten wirken sich auf das Sternoklavikulargelenk aus. Während die Abduktion des Humerus als Elevation auf das Akromion weiterläuft, bewirkt die Supination eine Depression, welche die Elevationsbewegung abschwächt.

Wird die Supinationsbewegung, wie erwünscht, intensiviert, aktiviert dieser Impuls die trunkozinguläre Muskulatur. Es entsteht eine Depression des Akromions. Gleichzeitig wird auch die homolaterale Rumpfmuskulatur tonisiert, um den Brustkorb am Becken zu verankern. Die damit verbundene Tendenz zu einer Lateralflexion mit Konkavität zur Seite des bewegten Arms muß von der kontralateralen Rumpfmuskulatur reguliert werden, damit der Auftrag, «gerade sitzen zu bleiben», erfüllt werden kann.

Bei der anschließenden Adduktion des Humerus mit gleichzeitiger Pronation des Vorderarms ist es die Komponente des Oberarms, welche die Aktivierung der trunkozingulären Muskulatur sowie der homo- und kontralateralen Rumpfmuskulatur auslöst.

Auch bei diesem Bewegungsmuster ist die Pronation des Vorderarms in bezug auf die Adduktion des Humerus eine gegensinnige Bewegung.

6.2 Aufgabe

Mobilisation der Hand-, Finger- und Daumengelenke, Geschicklichkeitstraining der Muskulatur, Differenzierung des Bewegungsverhaltens.

Bedingung
Je nach Lokalisation und Belastbarkeit der verletzten Strukturen muß der Vorderarm, gegebenenfalls auch der Oberarm, auf einem Tisch liegen.

Beispiele: Übung 14 bis 19

Übung 14

Lernziel
Mit der Hand hubfrei wechselweise eine Ulnarabduktion/Radialabduktion bei adduzierten/extendierten Fingern und Daumen ausführen.

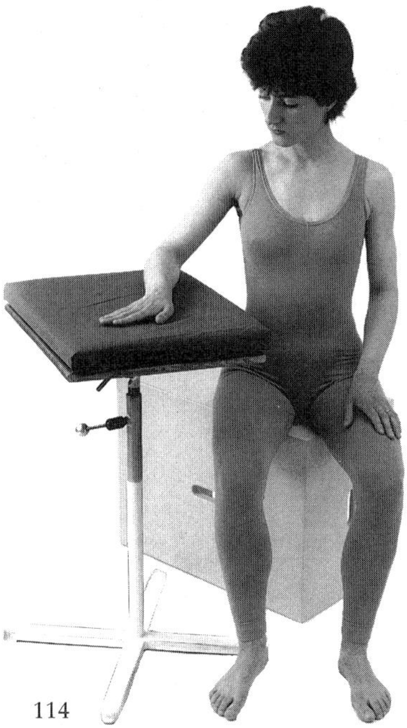

114

Abb. 114: Ulnarabduktion der Hand

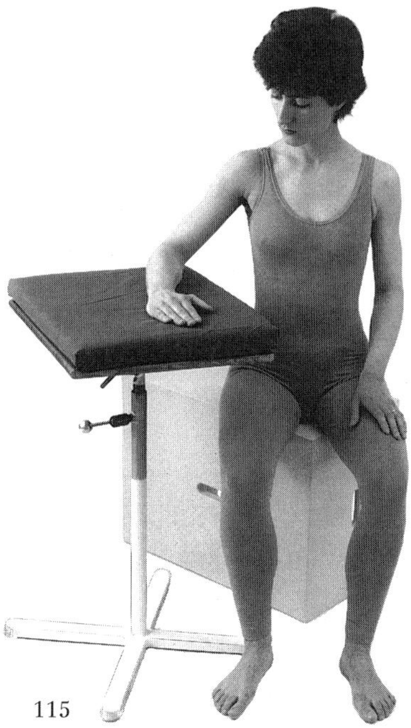

115

Abb. 115: Radialabduktion der Hand

Ausgangsstellung

Aufrechter Sitz mit Tisch wie für Übung 1 mit dem Unterschied, daß Höhe und Neigung der Tischplatte der Pronationstoleranz des Vorderarms entsprechend eingestellt werden müssen.

Instruktion des Patienten

«Legen Sie die Handfläche, die Finger und den Daumen ganz flach auf den Tisch. Die Finger liegen nah beieinander und berühren sich. Der Daumen berührt die Hand. Handfläche, Finger und Daumen behalten ihren Kontakt zum Tisch unverändert bei, wenn Sie jetzt großflächig mit der Hand hin und her wischen. Achtung, der Vorderarm rührt sich nicht von der Stelle.» *(Abb. 114 und 115)*

Hinweis für den Therapeuten

Sanftes Bestreichen der Ulnar- bzw. Radialseite des Handgelenks, mit dem Hinweis auf die jeweilige Faltenbildung oder Straffung der Haut, intensiviert die Muskelaktivität und erleichtert dem Patienten die endgradige Ausführung der Bewegungen.

Analyse

Die Bedingung, den großflächigen Kontakt von Handfläche, Fingern und Daumen mit der Unterlage beizubehalten, verunmöglicht Ausweichbewegungen von Hand und Vorderarm. Die Bewegungsausschläge des distalen Gelenkpartners stehen unter der Kontrolle von Mm.flexor und extensor carpi ulnaris einerseits sowie Mm.flexor und extensor carpi radialis andererseits. Ist die Tischplatte horizontal eingestellt, verlaufen die Bewegungen unter Hubfreiheit, muß die Tischplatte aus Gründen der Anpassung geneigt werden, ist die radiale Muskulatur wechselweise mit minimalem positivem und negativem Hub belastet. In diesem Fall ist die verbale und taktile Unterstützung der Ulnarabduktion durch den Therapeuten besonders wichtig.

Varianten von Übung 14

Variante 14.1

Die Bewegungsausschläge, Ulnar- und Radialabduktion, erfolgen mit dem proximalen Partner, wobei die Hand unverändert an Ort und Stelle liegen bleibt. *(Abb. 116 und 117)*

Das wechselweise Verschieben des Vorderarms auf der Tischplatte vom Körper weg nach lateral und wieder zurück nach medial erfolgt im Humeroskapulargelenk und wirkt sich aus auf die Komponenten des Ellbogengelenks. Soll der Vorderarm eine Ulnarabduktion im Handgelenk bewerkstelligen, macht gleichzeitig der Humerus im Humeroskapulargelenk eine Abduktion/Innenrotation. Dabei verstärkt sich im Ellbogengelenk die Flexion. Die Abduktion/Innenrotation des Humerus wirkt sich als Supination auf den Vorderarm aus. Bei der Gegenbewegung des Vorderarms im Handgelenk, der Radialabduktion, macht der

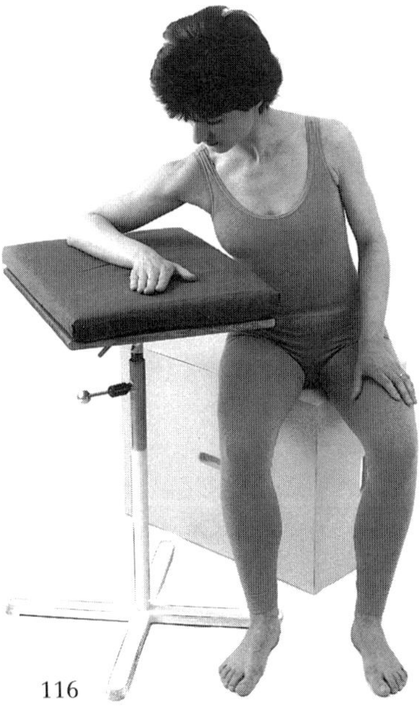

116

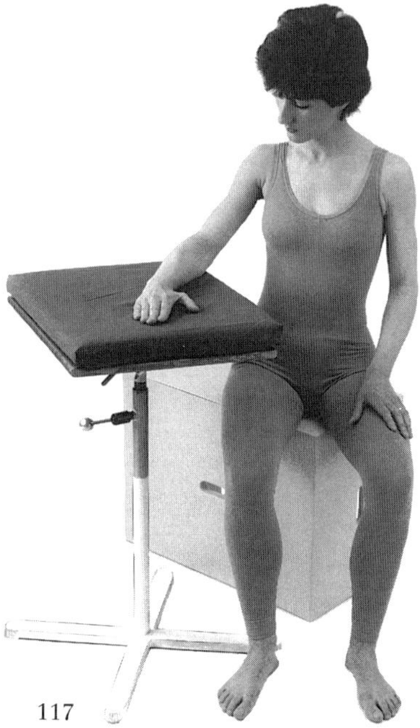

117

Abb. 116: Ulnarabduktion mit dem Vorderarm – Abb. 117: Radialabduktion mit dem Vorderarm

Humerus eine Adduktion/Außenrotation im Humeroskapulargelenk. Die Flexion des Ellbogengelenks wird vermindert, der Vorderarm wird proniert.

Die für diese Bewegungsausschläge zuständige Muskulatur liegt am Schultergelenk. Die Radial- und Ulnarabduktoren des Handgelenks müssen die jeweilige Gegenbewegung zulassen.

Hinweis für den Therapeuten

Da man daran interessiert ist, die Toleranzgrenzen des Handgelenks zu erreichen, ist es empfehlenswert, den Brustkorb den Humerusbewegungen gleichsinnig folgen zu lassen.

Variante 14.2

Die Ulnar- und Radialabduktion wird mit beiden Gelenkpartnern gleichzeitig ausgeführt.

Bei dieser Variante sind die Ulnar- und Radialabduktoren des Handgelenks als Beweger aktiv.

Übung 15

Lernziel

Bei extendierten Mittel- und Endgelenken die Fingergrundgelenke flektieren mit gleichzeitiger Dorsalextension im Handgelenk, ohne den Kontakt der längsten Finger zur Unterlage aufzugeben.

Ausgangsstellung

Aufrechter Sitz mit Tisch wie für Übung 14.

Instruktion des Patienten

«Lassen Sie die Finger ganz lang, wenn Sie jetzt mit den Fingerspitzen über den Tisch streichen und diese dem Handgelenk nähern. Der Daumen bleibt ebenfalls lang, er behält seinen Kontakt zum Tisch bei und schiebt sich unter den Zeigefinger. Die Hand bildet ein Dach, die Haut strafft sich über den Fingerknöcheln und macht Fältchen über dem Handgelenk. Achtung, der Vorderarm bleibt unverändert liegen. Sie spüren eine intensive Spannung in Hand, Fingern und Daumen, behalten Sie diese einen Augenblick bei. Nun läßt die Spannung nach, die Fingerspitzen entfernen sich vom Handgelenk, der Daumen entfernt sich vom Zeigefinger, die Handfläche spürt wieder die Unterlage, Sie sind am Ausgangspunkt angekommen.» *(Abb. 118 und 119)*

Analyse

Mit der Annäherung der Fingerspitzen an das Handgelenk entsteht eine Flexion in den Fingergrundgelenken bei gleichzeitiger Extension in den Mittel- und Endgelenken. Für diese Bewegung sind hauptsächlich die Mm.interossei zuständig.

Der extendierte Daumen macht eine Opposition.

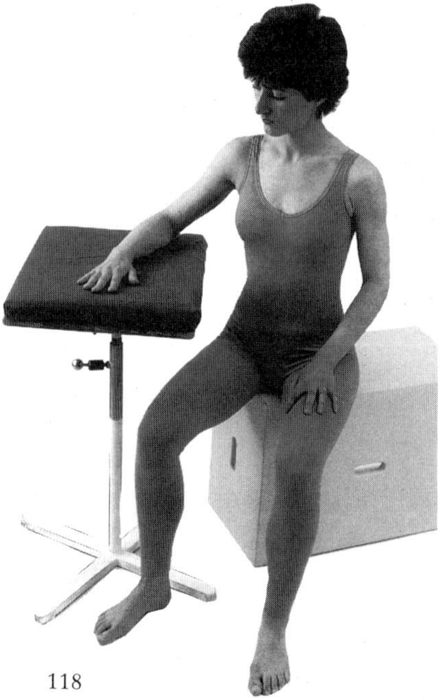

118

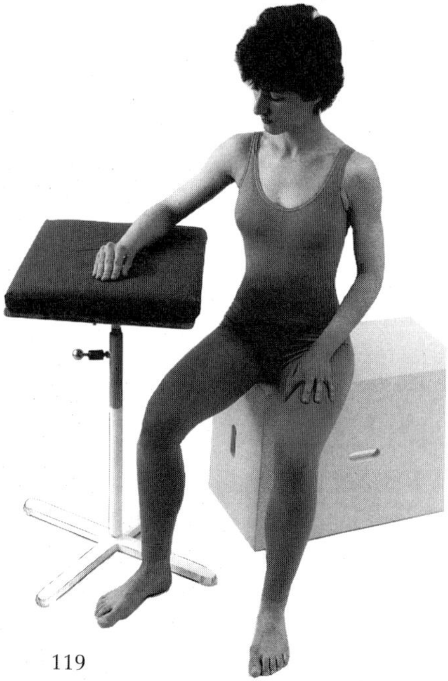

119

Abb. 118: Ausgangs- und Endstellung. Die in allen Gelenken extendierten Finger sind wenig abduziert, der extendierte Daumen ist abduziert – Abb. 119: Endstellung. Die adduzierten Fingern sind in den Mittel- und Endgelenken extendiert, in den Grundgelenken flektiert. Der Daumen ist extendiert und opponiert

Im Handgelenk entsteht eine Dorsalextension vom distalen Partner aus.

Mit der Bewegungsumkehr bis zur erwünschten Endstellung, bewirken die Fingerextensoren eine hubarme Extension in allen Fingergelenken.

Der extendierte Daumen macht eine Reposition bis die Ebene der Handfläche erreicht ist.

Erreichen die Fingergrundgelenke die Unterlage, entsteht im Handgelenk eine Volarflexion, die gewöhnlich über die Nullstellung hinaus geht. Deshalb muß zugelassen werden, daß sich das Handgelenk, wenn auch wenig, von der Unterlage abheben darf.

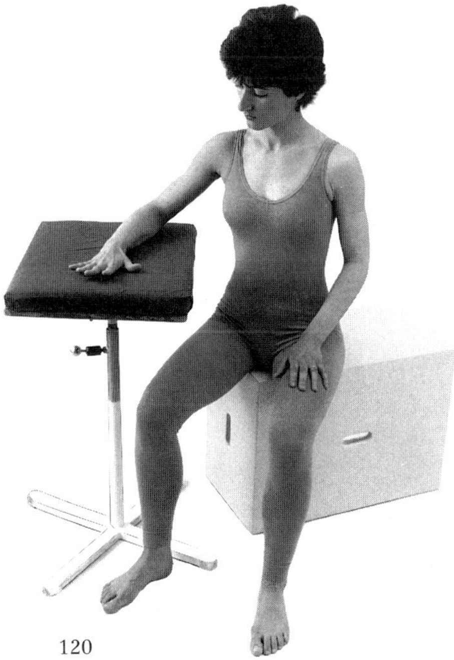

120

Abb. 120: Ausgangs- und Endstellung. Die in allen Gelenken extendierten, abduzierten Finger sind von der Unterlage abgehoben. Der extendierte, abduzierte Daumen ist reponiert

Variante von Übung 15

Mit zunehmender Beweglichkeit der Fingergrundgelenke kann die Extension dieser Drehpunkte im zweiten Teil der Übung betont werden, so daß die Finger den Kontakt zur Unterlage aufgeben. Die Reposition des Daumens darf ebenfalls weiter geführt werden, so daß auch er den Kontakt mit dem Tisch verliert. *(Abb. 120)*

Die Übung kann durch Adduktions-/Abduktionsbewegungen von Fingern und Daumen ergänzt werden. Wenn es auch leichter ist, die Adduktion der Finger bei flektierten und die Abduktion der Finger bei extendierten Grundgelenken auszuführen, so kann auch die umgekehrte Kombination verlangt werden. *(Abb. 121 und 122)*

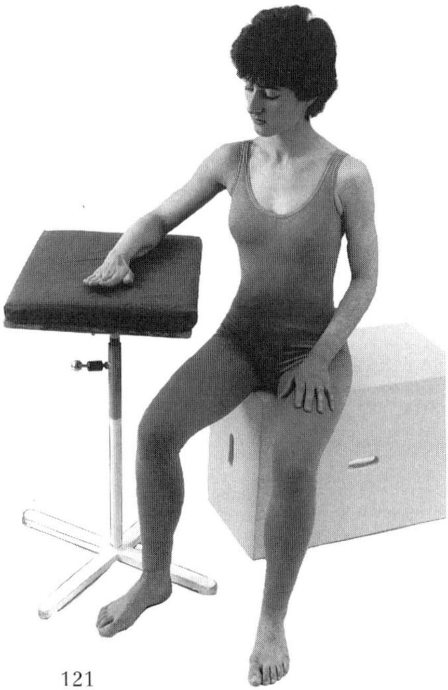

121

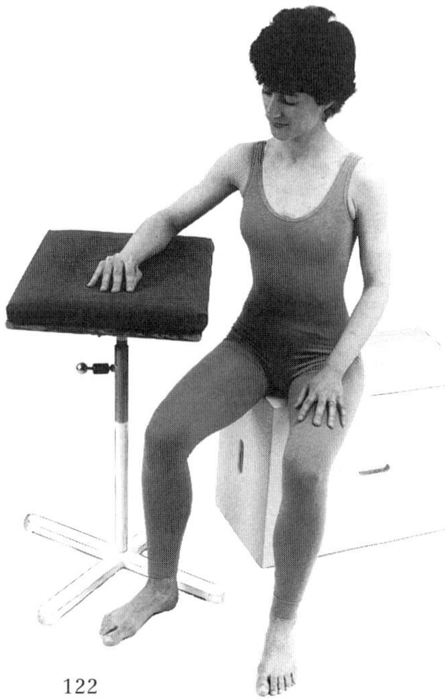

122

Abb. 121: Ausgangs- und Endstellung. Die in allen Gelenken extendierten, von der Unterlage abgehobenen Finger sind adduziert. Der extendierte, reponierte Daumen ist adduziert – Abb. 122: Endstellung. Die in Mittel- und Endgelenken extendierten, in den Grundgelenken flektierten Finger sind abduziert. Der extendierte Daumen ist opponiert

Die Adduktion/Abduktion des Daumens kann nur mit der Reposition kombiniert werden. Dabei ist darauf zu achten, daß die Annäherung des Daumens an die Hand nicht durch eine Flexion des Grund- und Endgelenks vorgetäuscht wird.

Übung 16

Lernziel

Bei extendierten Fingergrundgelenken mit den abduzierten Fingern wechselweise deren Mittel- und Endgelenke flektieren/extendieren, ohne die Unterlage zu berühren.

Gleichzeitig das Endgelenk des reponierten/abduzierten Daumens flektieren/extendieren, ohne die Unterlage zu berühren.

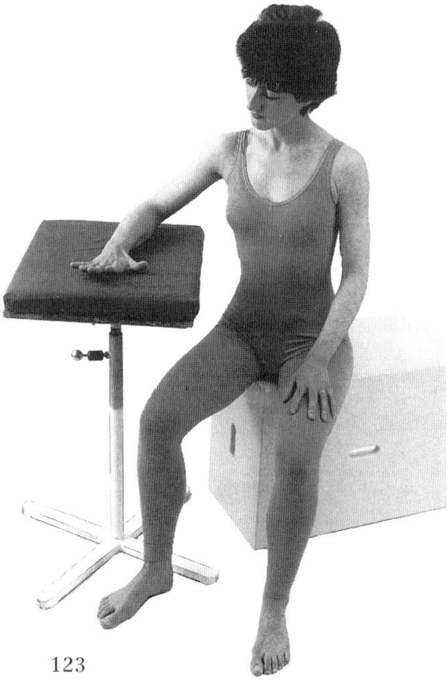

123

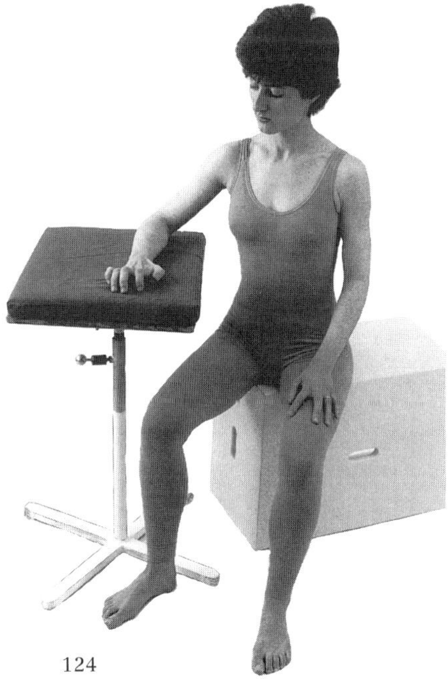

124

Abb. 123: Ausgangs- und Endstellung. Die extendierten abduzierten Finger sind von der Unterlage abgehoben. Der extendierte, abduzierte Daumen ist reponiert – Abb. 124: Endstellung. Die Finger sind in Mittel- und Endgelenken flektiert, in den Grundgelenken extendiert. Der Daumen ist im Endgelenk flektiert

Ausgangsstellung

Aufrechter Sitz mit Tisch wie für Übung 14.

Instruktion des Patienten

«Lassen Sie die Handfläche breit auf dem Tisch liegen, wenn Sie jetzt die Finger und den Daumen vom Tisch abheben.

Finger und Daumen streben voneinander weg. Achtung, die Handfläche unter dem Zeigefinger hebt sich nicht vom Tisch ab. Jetzt krallen Sie die Finger und den Daumen ein, ohne den Tisch mit den Fingerspitzen zu berühren.

Nun machen Sie die Finger und den Daumen wieder lang und ziehen die Fingerspitzen weit auseinander, ehe Sie von neuem die Finger und den Daumen einkrallen.» *(Abb. 123 und 124)*

Hinweis für den Therapeuten

Solange es dem Patienten nicht gelingt, den Abstand der Fingerspitzen und des Daumens zum Tisch groß zu machen, kann ihm während des Einkrallens erlaubt werden, mit den Fingerspitzen und der Daumenspitze ohne Druck auf der Unterlage zu gleiten. In diesem Fall ist besonders darauf zu achten, daß das Grundgelenk des Zeigefingers den Kontakt zur Unterlage beibehält. Bei Insuffizienz der Daumenextensoren ist es ratsam, die Aufmerksamkeit des Patienten auf dieses Problem zu lenken und die Übung mit dem Daumen alleine zu machen.

Analyse

Die Flexion von Mittel- und Endgelenken der Finger, bei gleichzeitiger Extension der Grundgelenke, ist ein Geschicklichkeitstraining der Fingerextensoren und -flexoren. Dasselbe gilt für den Daumen.

Je ausgiebiger die Extension der Fingergrundgelenke ist, umso deutlicher wird die Volarflexion des Handgelenks wobei sich die Volarseite des Handgelenks vom Tisch entfernt.

Übung 17

Lernziel

Wechselweise hubfrei einen funktionellen Faustschluß und eine funktionelle Handöffnung ausführen.

Ausgangsstellung

Aufrechter Sitz mit Tisch wie für Übung 14 mit dem Unterschied, daß Vorderarm und Hand mit der Ulnarseite bzw. der Kleinfingerseite dem Tisch aufliegen. Der Daumen schaut nach oben.

Instruktion des Patienten

«Lassen Sie den Vorderarm unverändert liegen, wenn Sie jetzt die Hand zur Faust ballen. Auf dem Handrücken entstehen über dem Handgelenk Fältchen. Der Faustschluß ist so kräftig, daß Sie die Fin-

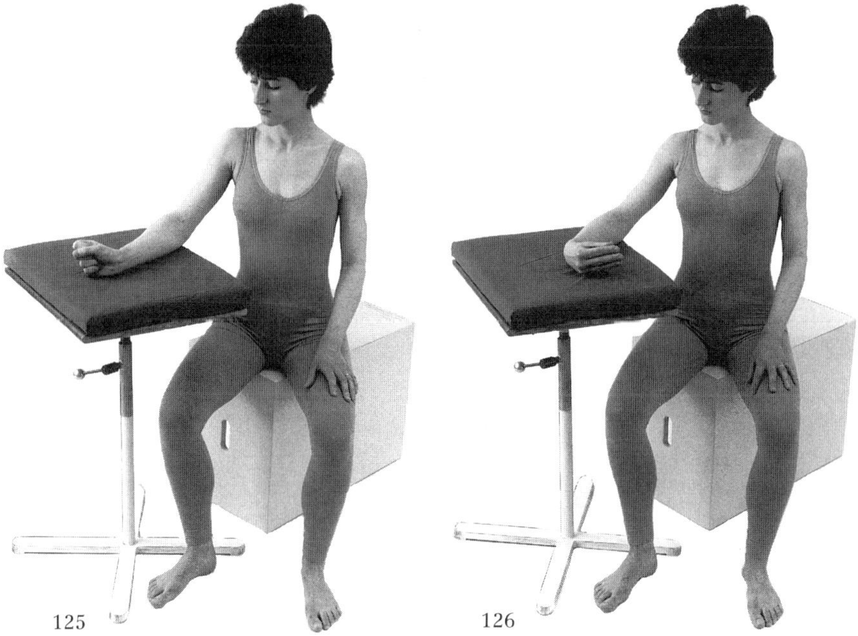

125 126

Abb. 125: Funktioneller Faustschluß hubfrei – Abb. 126: Funktionelle Handöffnung hubfrei

gernägel in der Handfläche spüren und die Fingerknötchen weiß werden. Wenn Sie jetzt die Hand öffnen, werden die Finger und der Daumen lang. Die Falten am Handrücken über dem Handgelenk verschwinden, statt dessen bilden sie sich auf der Handflächenseite über dem Handgelenk. Über den Fingerknötchen entstehen ebenfalls Falten. Achtung, der Vorderarm bleibt unverändert liegen.» *(Abb. 125 und 126)*

Hinweis für den Therapeuten

Das Bewegungstempo ist langsam, bis die Bewegung eingeschliffen ist. Mit zunehmender Geschicklichkeit kann das Tempo gesteigert werden. Dabei sollte jedoch nicht darauf verzichtet werden, die Toleranzgrenzen der Gelenke auszuschöpfen.

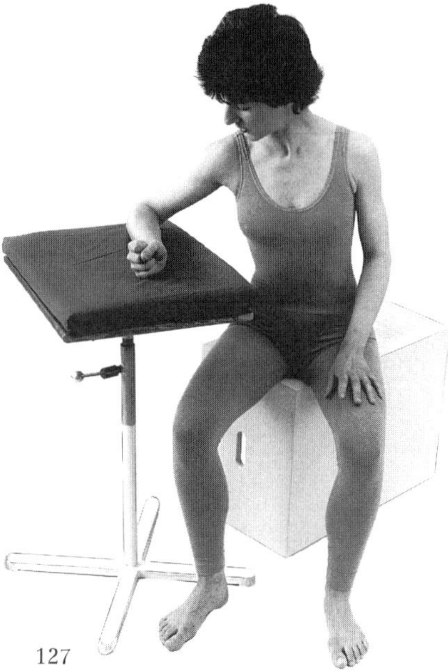

127

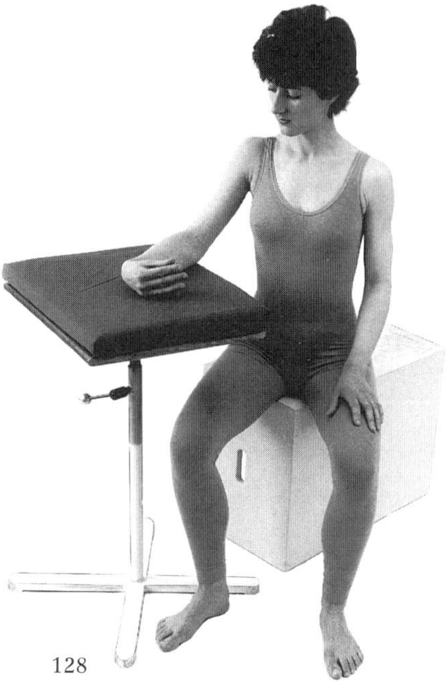

128

Abb. 127: Funktioneller Faustschluß. Die Dorsalextension im Handgelenk wird von beiden Partnern aus bewerkstelligt – Abb. 128: Funktionelle Handöffnung. Die Volarflexion im Handgelenk wird von beiden Partnern aus bewerkstelligt

Analyse

Die Analyse der Übungen funktioneller Faustschluß und funktionelle Handöffnung ist in Abschnitt 1.2 beschrieben (s. S. 20).

Varianten von Übung 17

Variante 17.1

Die Bewegungsausschläge im Handgelenk können durch gleichzeitiges Verschieben von distalem und proximalem Partner bewerkstelligt werden. Das Handgelenk bleibt bei dieser Übungsanordnung stehen. Mit der Dorsalextension entfernt sich der Humerus vom Brustkorb, mit der Volarflexion nähert er sich diesem wieder an (s. Variante 14.1, S. 85). *(Abb. 127 und 128)*

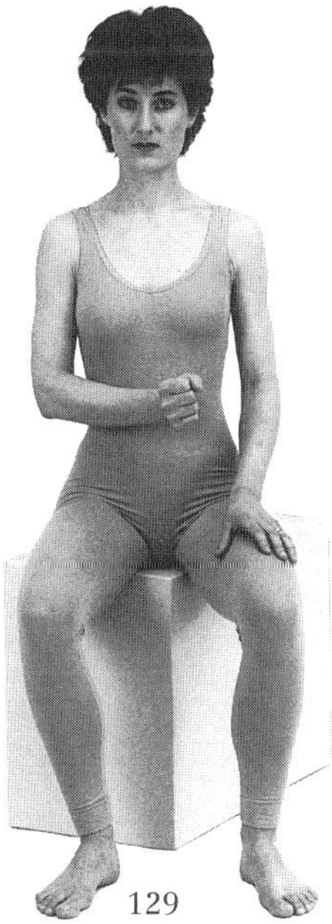

129

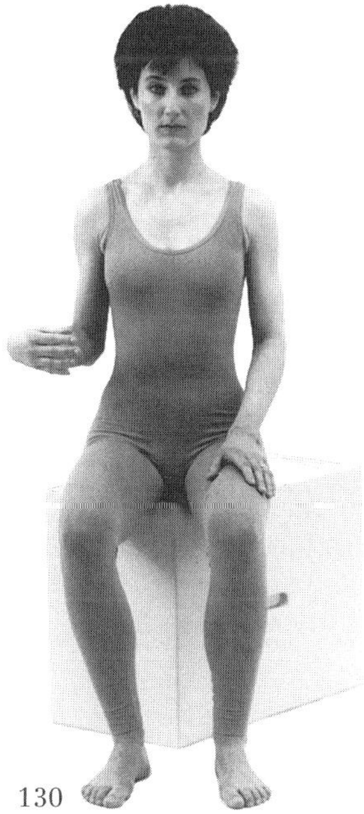

130

Abb. 129: Funktioneller Faustschluß. Durch Innenrotation des Humerus wird der Drehpunkt Handgelenk verschoben. – Abb. 130: Funktionelle Handöffnung. Durch Außenrotation des Humerus wird der Drehpunkt Handgelenk verschoben

Variante 17.2

Läßt man den Tisch weg und stellt den Humerus vertikal und den Vorderarm sagittotransveral ein, wobei der Daumen nach oben schaut, kann man den funktionellen Faustschluß und die funktionelle Handöffnung mit zusätzlicher Verschiebung des Drehpunkts Handgelenk veranlassen. Dies kommt durch Rotationsausschläge des Humerus im Humeroskapulargelenk zustande. So bewirkt die Innenrotation eine Verschiebung des Handgelenks nach medial/dorsal in Verbindung mit dem funktionellen Faustschluß. Die Außenrotation bringt das Handgelenk in Verbindung mit der funktionellen Handöffnung nach lateral/dorsal. *(Abb. 129 und 130)*

Die Hubfreiheit bleibt auch bei dieser Übungsanordnung gewährleistet, wenn sich der Abstand Processus styloideus radii zum gleichseitigen Humeruskopf nicht verändert und wenn der Humerus stets vertikal bleibt.

Übung 18

Lernziel

Wechselweise hubfrei eine «Krokodilhand» und eine «Krallenhand» herstellen.

Ausgangsstellung

Aufrechter Sitz mit Tisch wie für Übung 17.

Hinweis für den Therapeuten

Es ist empfehlenswert, den Bewegungsablauf mit den Übungen 15 und 16 vorzubereiten.

Instruktion des Patienten

«Während Sie den Handrücken dem Vorderarm nähern und Fältchen über dem Handgelenk entstehen, streben die langen Finger zur Handfläche, so daß die Fingerknöchel deutlich hervortreten. Der Daumen bleibt lang und stellt sich dem Zeigefinger gegenüber. Die Hand wird schmal. Intensivieren Sie die Spannung an Handgelenk und Fingern einen Augenblick. Nun nehmen Sie die Spannung weg und machen die Gegenbewegung. Die Fältchen über dem Handgelenk verschwinden, die Haut strafft sich, statt dessen treten Falten an der Handflächenseite über dem Handgelenk auf. Die Fingerknöchel verschwinden. Während sich hier vorher die Haut gestrafft hatte, bildet sie jetzt Falten. Die Finger krallen sich ein, die Fingerspitzen nähern sich ihrem jeweiligen Grundgelenk auf der Handinnenseite. Die Finger berühren sich nicht. Der Daumen entfernt sich weit vom Zeigefinger, jedoch neigt sich die Daumenspitze dem Zeigefinger zu. *(Abb. 131 und 132)*

Intensivieren Sie die Spannung in Hand, Fingern und Daumen einen Augenblick, nun denken Sie an die Gegenbewegung, nehmen die Spannung weg und bewegen Hand, Finger und Daumen in die entgegengesetzte Richtung.»

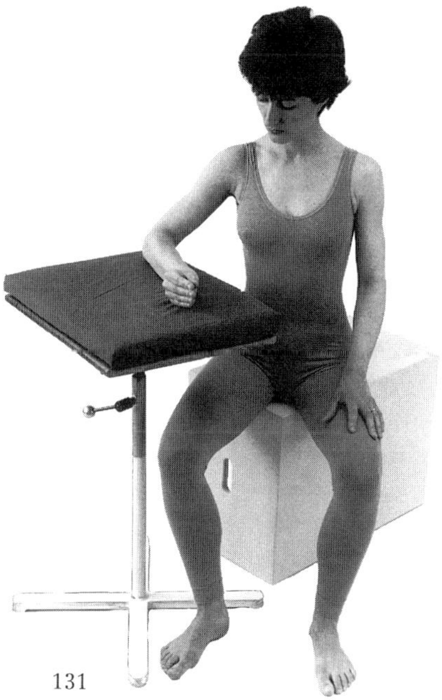

131

Abb. 131: Krokodilhand hubfrei

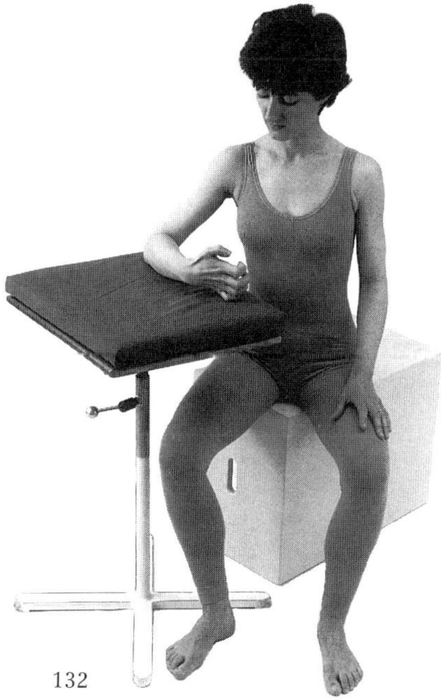

132

Abb. 132: Krallenhand hubfrei

Hinweis für den Therapeuten

Da es schwierig ist, diese differenzierte Bewegung ausschließlich verbal zu instruieren, ist es sinnvoll und hilfreich, wenn der Therapeut die Bewegungen sanft manuell unterstützt, bis sie eingeschliffen sind.

Macht der Therapeut die Übungen vor, sollte er nicht darauf verzichten, die Wesensmerkmale jeder Übung zu benennen und an die Wahrnehmung des Patienten zu appellieren.

Analyse

Die langen Fingerflexoren und -extensoren werden in ihrer ökonomischen Verkürzung geübt, weshalb es gelingt, die Toleranzgrenzen der Gelenke zu erreichen. Die ungewohnte Bewegungskombination verlangt ein hohes Maß an Geschicklichkeit.

Varianten von Übung 18

Variante 18.1

Analog zu Übung 17.1 können die Bewegungsausschläge im Handgelenk durch gleichzeitiges Verschieben des proximalen Partners, dem Vorderarm, erschwert werden. Die dafür notwendigen Bewegungsausschläge im Humeroskapulargelenk entsprechen den in Variante 14.1 beschriebenen (s. S. 85).

Variante 18.2

Die Übung «Krokodilhand»/«Krallenhand» kann unter Beibehalten der Hubfreiheit durch gleichzeitiges Verschieben des Drehpunkts Handgelenk verändert werden. Das Vorgehen entspricht dem in Variante 17.2 beschriebenen (s. S. 95).

Übung 19

Lernziel

Wechselweise hubfrei die Finger bei gleichzeitiger Volarflexion im Handgelenk zur Faust ballen und wieder öffnen bei gleichzeitiger Dorsalextension im Handgelenk.

Ausgangsstellung

Aufrechter Sitz mit Tisch wie für Übung 17.

Instruktion des Patienten

«Wenn Sie die Finger zur Faust ballen, nähern sich diese gleichzeitig der Innenseite des Vorderarms. Auf der Seite der Handfläche entstehen Fältchen über dem Handgelenk. Die Fingerspitzen dürfen sich nicht von der Handfläche lösen. Nun öffnen Sie die Hand, die Fingerspitzen streben zur Außenseite des Vorderarms. Machen Sie die Hand weit auf. Achtung, der Vorderarm bleibt unverändert liegen.» *(Abb. 133 und 134)*

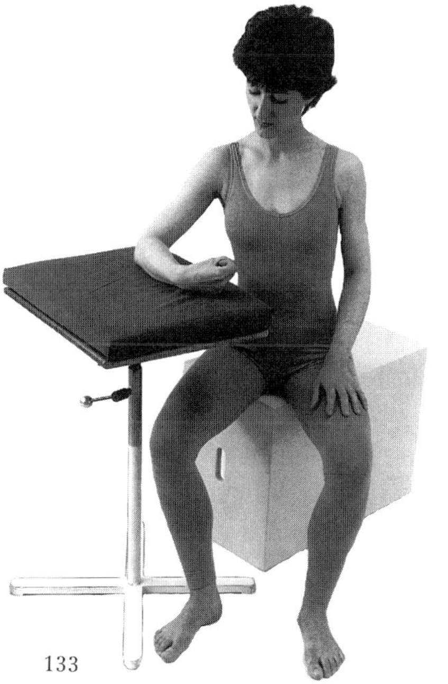
133

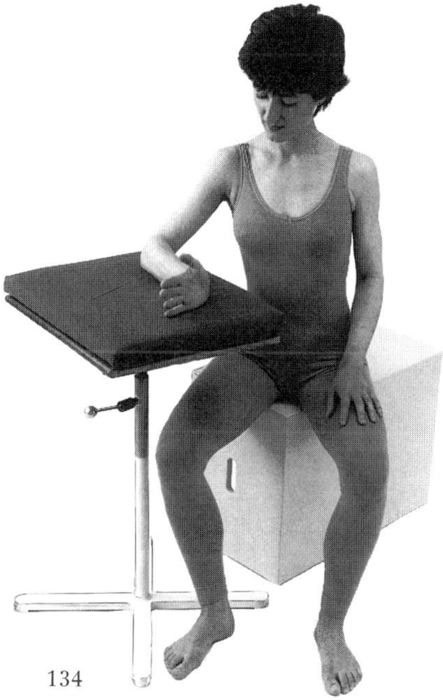
134

Abb. 133: Faustschluß mit Volarflexion des Handgelenks hubfrei –
Abb. 134: Handöffnung mit Dorsalextension des Handgelenks hubfrei

Analyse

Der von den Fingerspitzen ausgehende Bewegungsimpuls erfaßt gleichsinnig weiterlaufend das Handgelenk, so daß mit der Flexion der Finger eine Volarflexion und mit der Extension der Finger eine Dorsalextension im Handgelenk entsteht. Die Toleranzgrenzen der Gelenke können bei diesem Übungsablauf nicht erreicht werden, wegen der aktiven bzw. passiven Insuffizienz der langen Fingerflexoren und -extensoren.

Mit dem Auftrag, daß der Vorderarm an Ort und Stelle liegen bleiben muß, wird die Bewegung im Handgelenk begrenzt. Gezielte Muskelaktivitäten verhindern, daß der Humerus vom Bewegungsimpuls der Hand gleichsinnig weiterlaufend erfaßt wird. In der vorgegebenen Ausgangsstellung würde der Faustschluß weiterlaufend eine Innenrotation/Abduktion des Humerus und damit verbunden eine Annäherung des Handgelenks an den Brustkorb bewirken, was durch die Gegenaktivität der Außenrotatoren/Adduktoren des Humerus verhindert wird.

Bei der Gegenbewegung, der Handöffnung, sind es die Innenrotatoren/Abduktoren des Humerus, welche den Arm am Ort halten.

Variante von Übung 19

Die vom distalen Partner entstehenden Bewegungsausschläge im Handgelenk können durch gleichzeitiges Verschieben des proximalen Partners unterstützt werden. Dabei entsteht mit dem Faustschluß gleichzeitig eine Annäherung des Olekranons an den Bauchnabel durch Außenrotation/Adduktion des Humerus.

Mit der Handöffnung vergrößert sich der Abstand des Olekranons zum Bauchnabel durch Innenrotation/Abduktion des Humerus. Diese Variante ist besonders geeignet, wenn es dem Patienten schwer fällt, den Vorderarm am Ort liegen zu lassen, wie das in Übung 19 verlangt wird.

VERLETZUNGSFOLGEN UND IHRE BEHANDLUNG

Die gelenknahen Schaftbrüche von Humerus und Vorderarmknochen mitgerechnet, sind die Frakturen die vielfältigsten Verletzungsfolgen im Bereich des Ellbogens.

Die dislozierende Wirkung der Muskulatur auf die Fragmente sowie Inkongruenzen der Gelenkflächen sind Indikationen für eine primäre operative Behandlung. Sofern ausnahmsweise keine Dislokationen vorliegen, kann konservativ behandelt werden.

Die bewegungstabile Osteosynthese macht eine länger dauernde Ruhigstellung überflüssig. Bei dynamischer Osteosynthese würde eine Ruhigstellung dem Prinzip der Operation widersprechen.

Mit der unmittelbar postoperativ einsetzenden subtilen funktionellen Behandlung wird, dem Zustand der Fraktur und der Weichteile angemessen, an der Zunahme der Beweglichkeit des Gelenks und der Geschicklichkeitsleistung der Muskulatur gearbeitet.

Da sich in der Regel die erwarteten Fortschritte einstellen, erübrigen sich massive passive Manipulationen, auf die namentlich das frisch verletzte Gelenk mit Schwellungen, gelegentlich sogar mit Ossifikationen der Weichteile reagiert. Die verhängnisvolle Folge davon sind Rückschritte, wenn nicht gar irreparable Beweglichkeitsverluste. Auch die Luxationen des Ellbogengelenks sind mit der gleichen Behutsamkeit zu behandeln wie die Frakturen, unabhängig davon, ob sie konservativ oder operativ versorgt wurden.

Da bei einer Ellbogenverletzung Spontanbewegungen der Hand unterbleiben, der Arm also in den Schultergelenken mehr oder weniger ruhig gestellt wird, neigt insbesondere das Humeroskapulargelenk zu Kontrakturbildung mit periarthropathischen Reizerscheinungen. Soll sich das Ellbogenproblem nicht zu einem Schulterproblem ausweiten, ist es ratsam, mit Behandlungsbeginn dafür zu sorgen, daß das Humeroskapulargelenk in all seinen Komponenten endgradig bewegt wird. Von den in «Die Schulter» beschriebenen Übungen sind etliche geeignet, das Behandlungsprogramm für den Ellbogenverletzten zu ergänzen (s. Teil 1, Abschnitt 5, S. 50 bis 90).

Als unterstützende passive Maßnahme haben sich Kaltanwendungen auch bei diesen Verletzungen besonders bewährt. Die häufig an Ellbogen, Vorderarm und Hand anzutreffenden Schwellungen können mit lokalen Eisabreibungen oder wiederholtem Eintauchen von Hand und Vorderarm in Eiswasser wirksam verringert werden. Gewöhnlich vermindert sich danach das störende Spannungsgefühl und die Beweglichkeit nimmt deutlich zu. Vorsicht ist geboten bei frischen Hautnähten. Diese sollten nicht «aufgeweicht» und daher unmittelbar nach der Operation weder mit Eis noch mit Eiswasser direkt in Berührung gebracht werden.

Anders als bei den Verletzungen im Schulterbereich sind die Bedingungen, unter denen die Behandlungsziele erreicht werden müssen, nicht für jede der unterschiedlich lokalisierten Frakturen und Luxationen am Ellbogen wesentlich verschieden. Das liegt einerseits daran, daß die meisten der Frakturen bewegungsstabil oder zumindest bedingt bewegungsstabil sein müssen, ehe sie funktionell behandelt werden können. Andererseits ist es aber auch einfacher, das Problem der Gewichtabgabe des Arms bei Verletzungen am Mittelgelenk zu lösen, als bei solchen im Schulterbereich.

7 Frakturen

Wie stets bei der funktionellen Behandlung von Frakturen, sollten die Röntgenbilder vor der ersten Begegnung mit dem Patienten betrachtet werden. Besonderheiten können dabei wahrgenommen und bei der Behandlung angemessen berücksichtigt werden.

Dauer der Heilung

Die Frakturen im Ellbogenbereich finden sich sowohl in den Diaphysen als auch in den Epiphysen von Humerus und Vorderarmknochen. Während die Schaftbrüche ca. 8 bis 10 Wochen bis zur Belastungsstabilität brauchen, sind die spongiosareichen Gelenkkörper nach ca. 6 bis 8 Wochen geheilt.

7.1 Extra- und intraartikuläre Frakturen am distalen Ende des Humerus

- Humerusschaftfrakturen im distalen Drittel
- Abriß des Epicondylus humeri ulnaris *(Abb. 135 und 136)*
- Kondylenbrüche: Y-Fraktur *(Abb. 137)*, Abbruch des Condylus humeri radialis oder ulnaris *(Abb. 138)*, Trümmerbrüche mit unregelmäßiger Fragmentbildung.

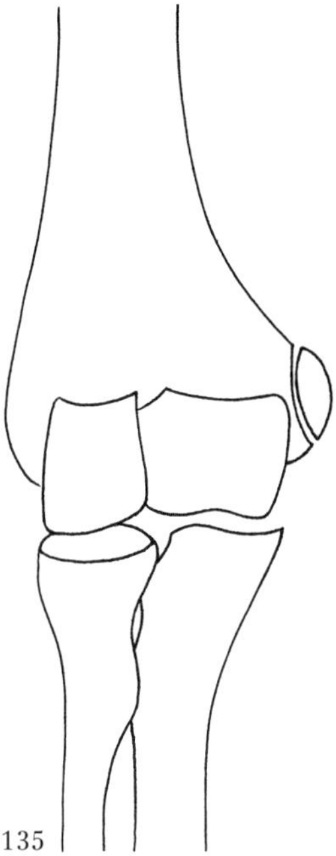
135

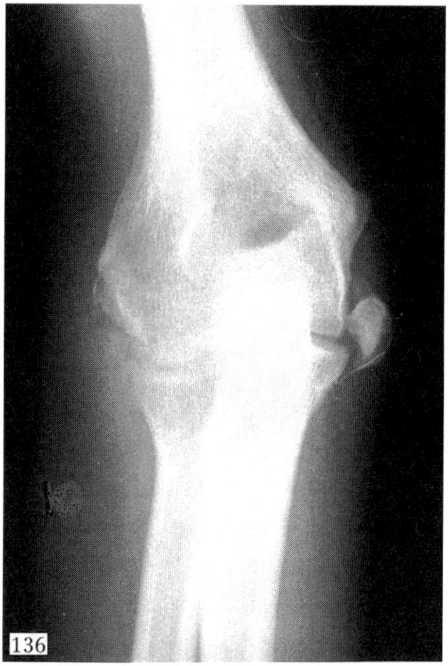
136

Abb. 135: Abriß des Epicondylus humeri ulnaris, Schema – Abb. 136: Abriß des Epicondylus humeri ulnaris, Röntgenbild

7.1.1 Ärztliche Behandlung

Da die genannten Frakturen meistens Dislokationen der Fragmente aufweisen, werden sie in der Regel *operativ* behandelt, wobei eine bewegungsstabile Osteosynthese angestrebt wird.

Im Falle eines Trümmerbruchs der Kondylen gelingt es nicht immer, trotz reichlich verwendeter Metallimplantate, die zahlreichen Fragmente befriedigend zu befestigen, so daß oft nur bedingte Bewegungsstabilität erreicht werden kann.

Gelegentlich wird ein abgerissener Epicondylus ulnaris statt mit einer Schraube mit einer subkutanen Osteosynthese versorgt. Das in den Weichteilen steckende Material bewirkt einerseits nur bedingte Bewe-

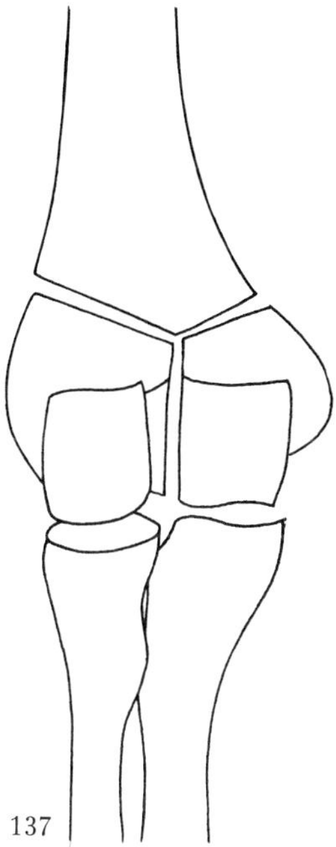

137

Abb. 137: Y-Fraktur, Schema

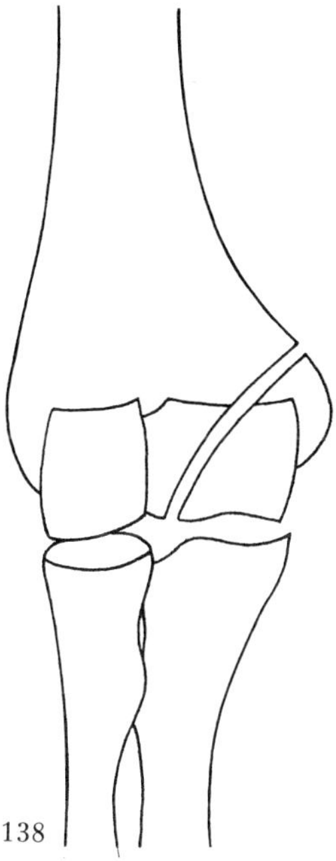

138

Abb. 138: Fraktur des Condylus humeri ulnaris, Schema

gungsstabilität und stört andererseits beim Bewegen, was bei der Behandlung berücksichtigt werden muß.

Die seltener vorkommenden nicht dislozierten Frakturen in dem genannten Bereich werden *konservativ* behandelt. Die Ruhigstellung im Gips erfolgt in der Regel bis zu 14 Tagen.

7.1.2 Anregungen zur funktionellen Behandlung von extra- und intraartikulären Frakturen am distalen Ende des Humerus

Obwohl das proximale Radioulnargelenk bei den genannten Frakturen unversehrt bleibt, sollte dennoch namentlich die Supination geübt werden. Da der Vorderarm in der Ruhestellung proniert ist, neigt die entspannte Membrana interossea bei Vernachlässigung der Supinationsbewegung zu Kontrakturbildung.

Vorgehen nach operativer und bei konservativer Behandlung

Unabhängig von der ärztlichen Versorgung dieser Frakturen müssen sie, wie bereits erwähnt, zumindest bedingt bewegungsstabil sein, ehe mit der funktionellen Behandlung begonnen werden kann. Deshalb erübrigt sich ein Behandlungsvorschlag für Phase 1.

Wird aus medizinischen oder anderen Gründen ausnahmsweise auf die operative Behandlung einer distalen Humerusschaftfraktur verzichtet, kann diese mit dem manuellen Fixationsgriff nach *Specht* behandelt werden (s. «Die Schulter», Teil 1, Abschnitt 7.2, S. 107), wobei die besondere Aufmerksamkeit dem frakturnahen Ellbogengelenk gilt.

Das für Phase 2 empfohlene Vorgehen eignet sich auch für die unmittelbar postoperativ einsetzende Behandlung bei bewegungsstabiler Osteosynthese. Erst nach Abklingen der Weichteilschwellungen und bei gesicherter Wundheilung sollte wie für Phase 3 beschrieben vorgegangen werden.

Phase 2: Bedingte Bewegungsstabilität

Behandlungsziele

- Förderung der Resorption von Hämatomen/Ödemen
- Stabilisation der Körperlängsachse
- Mobilisation des Ellbogengelenks, des Handgelenks, der Fingergelenke, des Humeroskapulargelenks und der Schultergürtelgelenke.

Bedingungen

- Die Mobilisation des Ellbogengelenks erfolgt hubfrei. Das Armgewicht ist dabei an einen Tisch abgegeben.
- Die Mobilisation des Humeroskapulargelenks erfolgt, ohne die Fraktur mit dem distal von ihr gelegenen Armgewicht gegen die Schwerkraft zu belasten.

Funktionelle Behandlung

a) Einordnen der Körperabschnitte Becken/Brustkorb/Kopf in die vertikale Körperlängsachse (s. «Die Schulter», Teil 1, Abschnitt 5.4, S. 87).
b) Eisabreibungen an Vorderarm und Hand oder wiederholtes Eintauchen in Eiswasser. Zirkulationsfördernde Übungen mit Fingern und Hand, Abschnitt 6, Übung 17 und 18, Seite 92.
c) Mobilisation des Ellbogengelenks

   Übungsbeispiele: Abschnitt 6, Übung 1 bis 5, Seite 51.

   Anmerkung: Bei gefährdeter Stabilität nach Trümmerbrüchen der Kondylen sollte auf Übung 2 und 3 verzichtet werden, bis sicher ist, daß das Bewegen weder zu anschließenden Schmerzen noch zu vermehrten Schwellungen führt.
d) Mobilisation des Humeroskapulargelenks und der Schultergürtelgelenke

   Übungsbeispiele: s. «Die Schulter», Teil 1, Abschnitt 5, Übung 1/2/5 (dabei umschließt die andere Hand das Handgelenk des verletzten Arms und nimmt das Gewicht des Vorderarms ab), Seite 50.

Phase 3: Bewegungsstabilität

Behandlungsziele

- Verbesserung der Beweglichkeit des Ellbogengelenks
- Differenzierung des Bewegungsverhaltens
- Abbau von Ausweichbewegungen bis zum automatischen Unterlassen.

Bedingung

Die Fraktur darf mit dem Eigengewicht des Arms belastet werden.

Übungsbeispiele: Abschnitt 6, Übung 1 bis 13 mit allen Varianten, Seite 51.

«Die Schulter», Teil 1, Abschnitt 5, Seite 50 bis 90, auf die Probleme des Patienten abgestimmte Wahl ohne Einschränkungen.

7.2 Intraartikuläre Frakturen von Ulna und Radius

- Olekranonfrakturen
- Abbruch des Processus coronoideus ulnae
- Meißelfrakturen am Radiusköpfchen
- Trümmerbrüche des Radiusköpfchens
- Frakturen am Collum radii.

7.2.1 Ärztliche Behandlung

Olekranonfrakturen: Typischerweise stellen sich diese Frakturen als Querfrakturen dar, wobei die darüber liegenden Anteile der Trizepssehne zerrissen sind. Jedoch gibt es auch Mehrfragmentfrakturen sowie Trümmerbrüche.

Ein kleines Spitzenfragment des Olekranons deutet auf eine Abrißfraktur der Trizepssehne hin.

Um die Insuffizienz des Streckapparats des Ellbogengelenks zu beheben sowie die Kongruenz der Gelenkfläche wiederherzustellen, ist die operative Behandlung die Methode der Wahl. Ein übliches Verfahren ist die Zuggurtung, welche als sogenannte dynamische Osteosynthese eine sofort einsetzende angemessene funktionelle Behandlung erfordert. *(Abb. 139 bis 142)*

Abbruch des Processus coronoideus ulnae: Diese nur ausnahmsweise isoliert auftretende Abscherfraktur ist meistens kombiniert mit einer Ulnaluxation. Das dislozierte Fragment wird *operativ* reponiert und fixiert. Bei undislozierter Fraktur wird *konservativ* behandelt, wobei das Ellbogengelenk ca. 14 Tage ruhig gestellt wird. *(Abb. 143 und 144)*

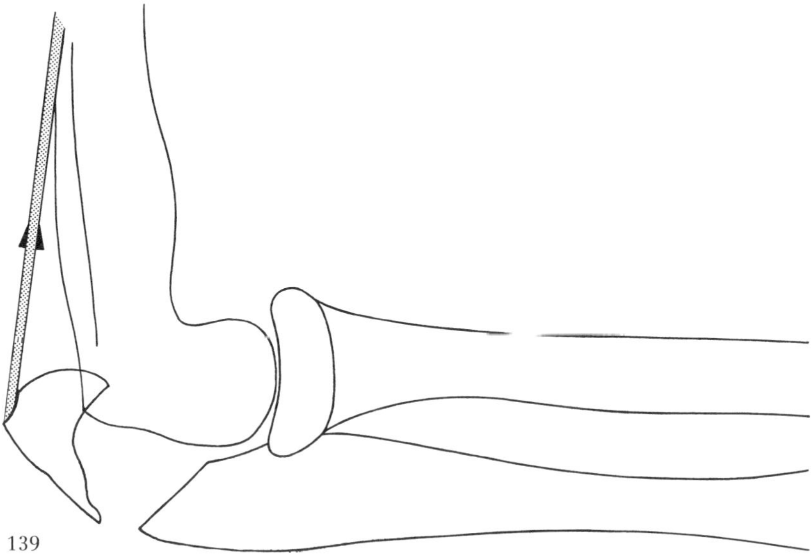

139

Abb. 139: Olekranonfraktur, Schema – Abb. 140: Olekranonfraktur, Röntgenbild

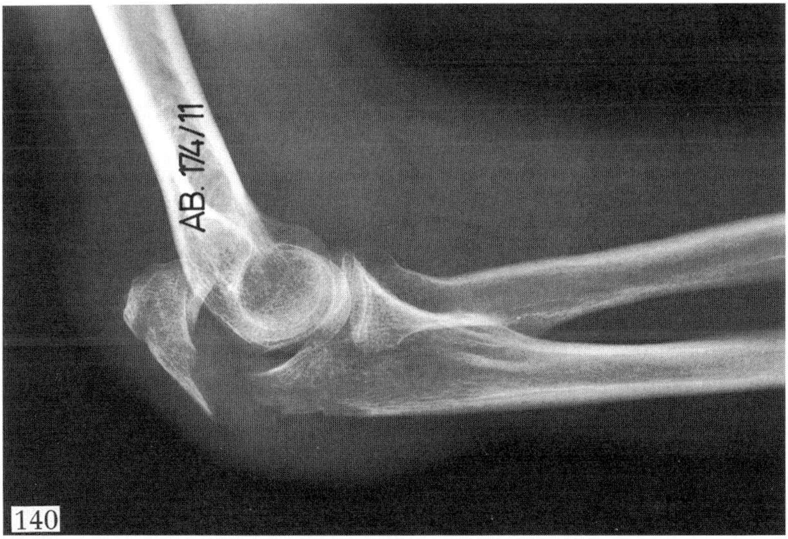

140

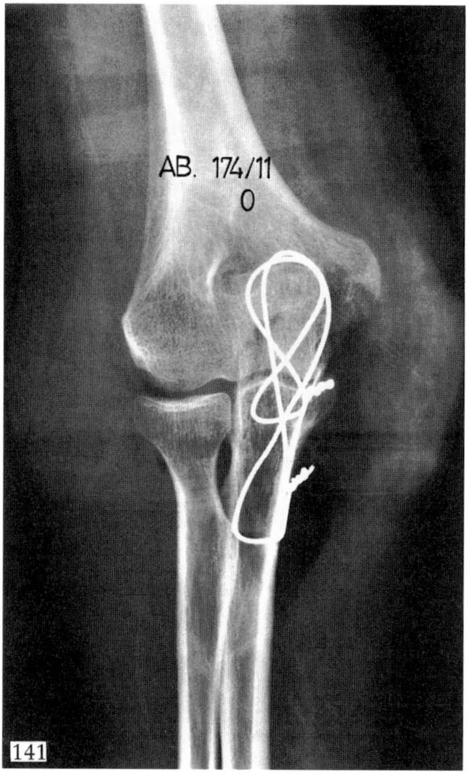

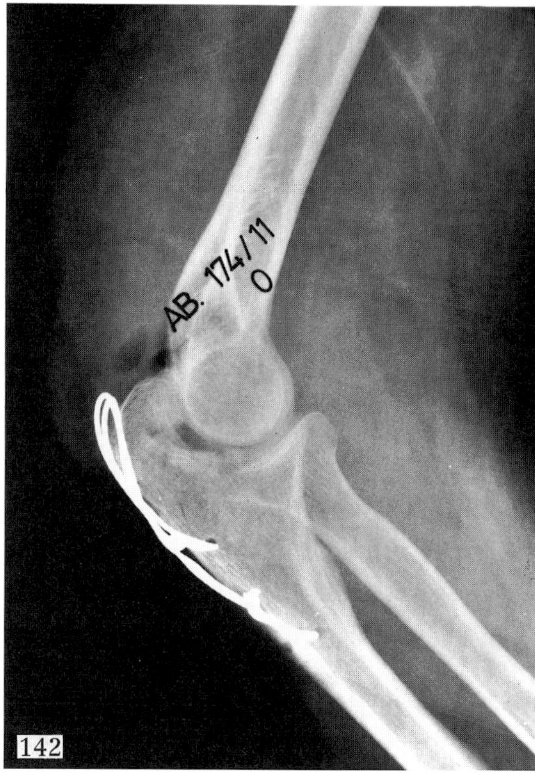

Abb. 141: Zuggurtung nach Olekranonfraktur, Röntgenbild – Abb. 142: Zuggurtung nach Olekranonfraktur, Röntgenbild seitlich

Meißelfrakturen am Radiusköpfchen: Sofern das abgemeißelte Fragment nicht disloziert ist, wird *konservativ* behandelt, mit einer Ruhigstellung des Ellbogengelenks bis zu ca. 14 Tagen. Ist das Fragment disloziert, wird es *operativ* reponiert und fixiert, so daß einer unmittelbar postoperativ anschließenden funktionellen Behandlung nichts im Wege steht. *(Abb. 145 bis 148)*

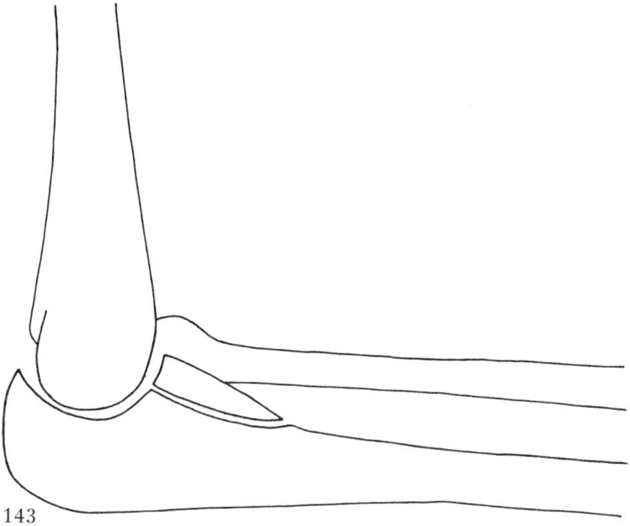

143

Abb. 143: Fraktur des Processus coronoideus, Schema

Abb. 144: Fraktur des Processus coronoideus, Röntgenbild

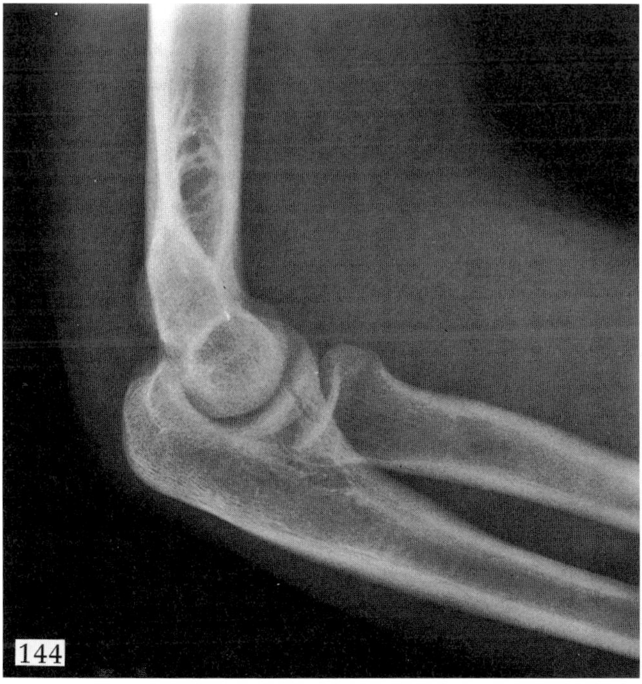

144

145

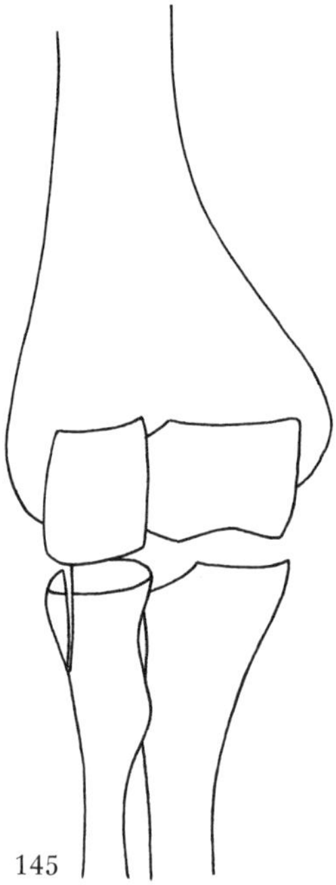

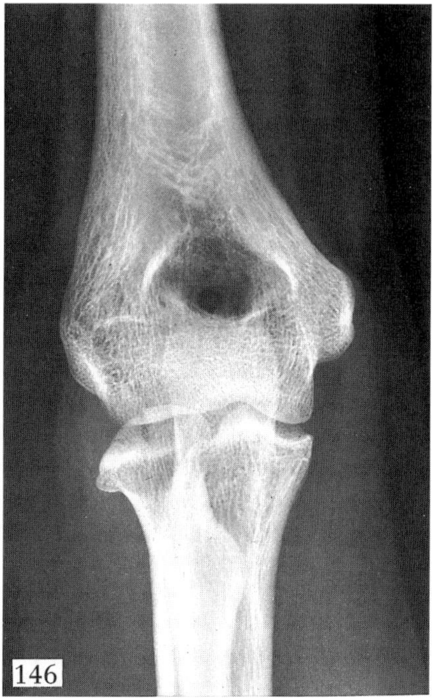

Abb. 145: Meisselfraktur am Radiusköpfchen, Schema – Abb. 146: Meisselfraktur am Radiusköpfchen, Röntgenbild

Abb. 147: Radiusköpfchenfraktur, Schema – Abb. 148: Radiusköpfchenfraktur, Röntgenbild

147

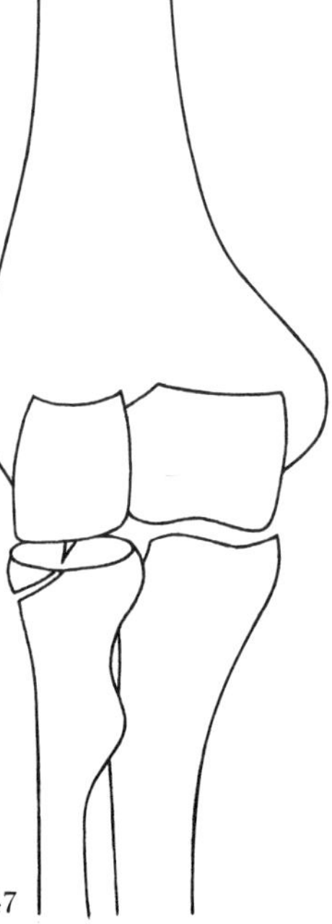

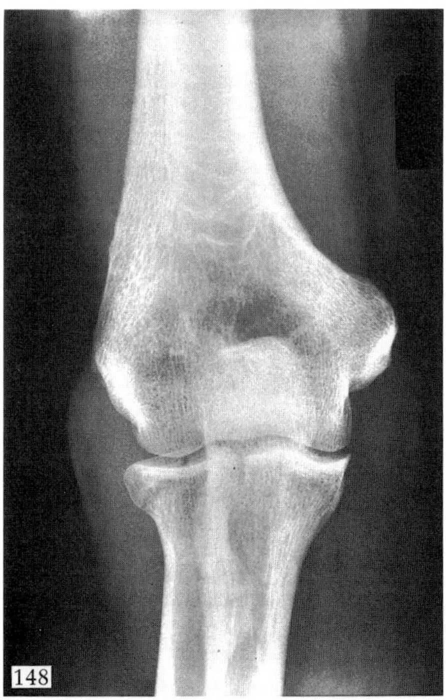

Trümmerbrüche des Radiusköpfchens: Da es gewöhnlich nicht gelingt, in einem solchen Fall diesen Teil des Gelenkkörpers befriedigend zu rekonstruieren, bleibt nur die Resektion des Radiusköpfchens oberhalb der Tuberositas radii. Die funktionellen Resultate sind, bezogen auf die erforderlichen beruflichen Tätigkeiten, unterschiedlich gut. Zwar ist das Gelenk in der Regel frei beweglich, jedoch sind kraftvolle Supinationsbewegungen meistens nicht mehr möglich. Der Ersatz des Radiusköpfchens durch eine Prothese führt nicht immer zu den erwünschten guten Resultaten auf Dauer.

Frakturen am Collum radii: Dieser meist *konservativ* behandelte Frakturtyp führt zu einer geringfügigen Verkürzung des Radius, wobei häufig eine ebenso minimale Achsenabweichung zwischen Kopf und Schaft zustande kommt. Diese behindert nicht nur die Drehbewegungen des Vorderarms, sondern auch die Flexions-/Extensionsbewegungen des Ellbogengelenks. Die Ruhigstellung im Gips beträgt ca. 10 bis 14 Tage. *(Abb. 149 und 150)*

Abb. 149: Fraktur des Collum radii, Schema – Abb. 150: Fraktur des Collum radii, Röntgenbild

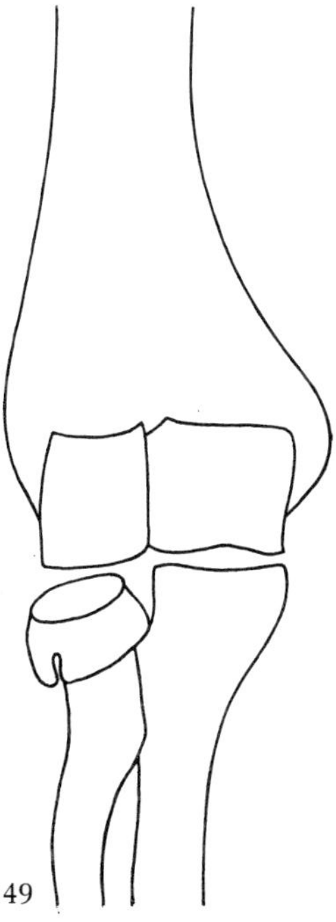

149

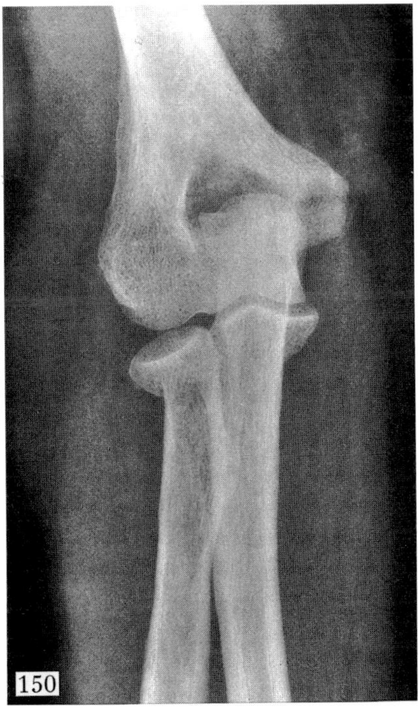

150

Eine mögliche *Begleitverletzung* dieser Frakturen kann die Schädigung des Ramus profundus nervi radialis sein. Die ausschließlich motorische Lähmung betrifft die Extensoren der Finger und des Daumens bei ungestörter Dorsalextension.

7.2.2 Anregungen zur funktionellen Behandlung von intraartikulären Frakturen der Ulna und des Radius

Vorgehen nach operativer und bei konservativer Behandlung

Auch diese Frakturen müssen zumindest bedingt bewegungsstabil sein, ehe mit der funktionellen Behandlung begonnen werden darf. Aus diesem Grunde erübrigen sich wiederum Behandlungsvorschläge für Phase 1.

Phase 2: Bedingte Bewegungsstabilität

Behandlungsziele

- Förderung der Resorption von Hämatomen/Ödemen
- Stabilisation der Körperlängsachse
- Mobilisation des Ellbogengelenks, des Handgelenks, der Fingergelenke, des Humeroskapulargelenks und der Schultergürtelgelenke.

Bedingungen

- Die Mobilisation des Ellbogengelenks erfolgt hubfrei bis hubarm. Das Armgewicht ist dabei an einen Tisch oder an den eigenen Körper abgegeben.
- Die Mobilisation des Humeroskapulargelenks erfolgt in allen Komponenten hubfrei bis hubarm.

Funktionelle Behandlung

a) Einordnen der Körperabschnitte Becken/Brustkorb/Kopf in die vertikale Körperlängsachse (s. «Die Schulter», Teil 1, Abschnitt 5.4, Seite 87).

b) Eisabreibungen an Vorderarm und Hand oder wiederholtes Eintauchen in Eiswasser. Zirkulationsfördernde Übungen mit Fingern und Hand, Abschnitt 6, Übung 17 und 18, Seite 82.

c) Mobilisation des Ellbogengelenks

Übungsbeispiele: Abschnitt 6, Übung 1/3/4/ Variante 4.2/5/6.4/10/11, Seite 51/54/75.

d) Mobilisation des Humeroskapulargelenks und der Schultergürtelgelenke

Übungsbeispiele: «Die Schulter», Teil 1, Abschnitt 5, Übung 1/2/5 (dabei umschließt die andere Hand das Handgelenk des verletzten Arms und nimmt das Gewicht des Vorderarms ab), 8/9, Seite 50/55/60.

Phase 3: Bewegungsstabilität

Behandlungsziele

- Verbesserung der Beweglichkeit des Ellbogengelenks
- Differenzierung des Bewegungsverhaltens
- Abbau von Ausweichbewegungen bis zum automatischen Unterlassen.

Bedingung

Die Fraktur darf mit dem Eigengewicht des Arms belastet werden

Übungsbeispiele: Abschnitt 6, Übung 1 bis 13 mit allen Varianten, Seite 51.

«Die Schulter», Teil 1, Abschnitt 5, auf die Probleme des Patienten abgestimmte Wahl ohne Einschränkungen, Seite 50 bis 90.

7.3 Vorderarmschaftfrakturen

- Schaftfrakturen von Ulna und Radius
- Schaftfrakturen der Ulna – Monteggia Frakturen (s. Abschnitt 8, S. 120)
- Schaftfrakturen des Radius – Galeazzi Frakturen.

7.3.1 Ärztliche Behandlung

Je nach Gewalteinwirkung weisen die Schaftbrüche die für sie typischen Bruchformen auf.

So gibt es Querbrüche, Zwei-Etagen-Brüche, Schrägbrüche mit und ohne Biegungsdreieck sowie Trümmerbrüche.

Da alle diese Frakturen mehr oder weniger ausgeprägte Instabilitäten aufweisen, werden sie in der Regel *operativ* behandelt.

Die bewegungsstabil versorgten Frakturen dürfen unmittelbar postoperativ funktionell behandelt werden.

Gelegentlich vorkommende unvollständige oder stabile Schaftfrakturen werden *konservativ* behandelt mit einer Ruhigstellung im Gips von 3 bis 4 Wochen.

Galeazzi Frakturen

Die mit einer distalen Ulnaluxation kombinierte Fraktur des Radius ist das Gegenstück zur Monteggia Fraktur (s. Abschnitt 8, S. 120) und wird wie diese stets *operativ* versorgt.

Die bewegungsstabile Osteosynthese der Fraktur erlaubt eine frühzeitige funktionelle Behandlung. Wegen des gleichfalls operativ versorgten Kapsel-Bandapparats im Bereich des Ulnaköpfchens sollte die Handgelenkmobilisation mit der gebotenen Sorgfalt durchgeführt werden.

7.3.2 Anregungen zur funktionellen Behandlung von Schaftfrakturen am Vorderarm

Bei der Behandlung dieser Frakturen sind die Drehbewegungen des Vorderarms sowie die Bewegungen des Handgelenks, der Daumen- und Fingergelenke besonders zu berücksichtigen.

Störungen der Supination/Pronation können ihre Ursache in der Mitverletzung der Membrana interossea haben. Auch Längendifferenzen von Ulna und Radius, welche zu einer Inkongruenz des distalen Radioulnargelenks führen, behindern die Drehbewegungen des Vorderarms. Diese Störung ist häufig von einem lokalen Bewegungsschmerz begleitet.

Die Regel, daß eine Behandlung frischer Frakturen, insbesondere solcher im Schaftbereich, ohne distale Widerstände auskommen muß, behält auch ihre Gültigkeit bei der Mobilisation der Supination/Pronation. Selbst bei hartnäckigen Einschränkungen der Drehbewegungen sollte darauf verzichtet werden, da man bei ungesicherter Knochenheilung eine Lockerung der Schrauben, wenn nicht gar einen Plattenbruch riskiert.

Da die Flexoren und Extensoren von Handgelenk und Fingern sowie die langen Daumenmuskeln je nach Lage am Vorderarm durch das Trauma oder die Operation in Mitleidenschaft gezogen werden, sind Insuffizienzen der betroffenen Muskulatur die Folge. Um Adhäsionen zu vermeiden, sollten sämtliche Funktionen von Hand und Fingern bei allen Frakturen am Vorderarm mit Behandlungsbeginn geübt werden.

Vorgehen nach operativer und bei konservativer Behandlung

Da es nicht möglich ist, diese Frakturen bei Instabilität funktionell zu behandeln, entfallen Vorschläge für Phase 1.

Phase 2: Bedingte Bewegungsstabilität entspricht hier der unmittelbar postoperativen Phase und bei konservativer Behandlung dem Zeitpunkt unmittelbar nach der Ruhigstellung.

Behandlungsziele

- Förderung der Resorption von Hämatomen/Ödemen
- Stabilisation der Körperlängsachse
- Mobilisation des proximalen und distalen Radioulnargelenks, des Handgelenks, der Finger- und Daumengelenke
- Mobilisation des Ellbogengelenks (Flexion/Extension), des Humeroskapulargelenks und der Schultergürtelgelenke.

Bedingungen

- Die Mobilisation der Radioulnargelenke erfolgt ohne Rücksicht auf die Hubbelastung.
- Beim Training mit Hand, Fingern und Daumen liegt der Vorderarm auf einem Tisch. Die Muskulatur darf sowohl mit positivem als auch mit negativem Hub belastet werden.

Funktionelle Behandlung

a) Einordnen der Körperabschnitte Becken/Brustkorb/Kopf in die vertikale Körperlängsachse (s. «Die Schulter», Teil 1, Abschnitt 5.4, S. 87).
b) Eisabreibungen am Vorderarm oder wiederholtes Eintauchen der Hand in Eiswasser.
c) Mobilisation des Handgelenks, der Finger- und Daumengelenke
Übungsbeispiele: Abschnitt 6, Übung 14 bis 19 mit Varianten, Seite 83.
d) Mobilisation des Ellbogengelenks unter besonderer Berücksichtigung von Supination/Pronation
Übungsbeispiele: Abschnitt 6, Übung 5/6/6.1/6.2/6.3/6.4/7/8/10/10.1/10.2/13, Seite 58.
e) Mobilisation des Humeroskapulargelenks und der Schultergürtelgelenke
Übungsbeispiele: «Die Schulter», Teil 1, Abschnitt 5, Seite 50 bis 90, auf die Probleme des Patienten abgestimmte Wahl ohne Einschränkungen.

Phase 3: Bewegungsstabilität bzw. Hämatome/Ödeme sind abgeklungen, die Operationswunde ist reizlos.

Behandlungsziele

- Verbesserung der Beweglichkeit der Radioulnargelenke, des Handgelenks, der Finger- und Daumengelenke
- Differenzierung des Bewegungsverhaltens
- Abbau von Ausweichbewegungen bis zum automatischen Unterlassen.

Bedingung

Für das gezielte Training mit Hand, Fingern und Daumen liegt der Vorderarm auf einem Tisch
Übungsbeispiele: Abschnitt 6, Übung 1 bis 19 mit allen Varianten, Seite 51;

«Die Schulter», Teil 1, Abschnitt 5, auf die Probleme des Patienten abgestimmte Wahl ohne Einschränkungen, Seite 50 bis 90.

8 Luxationen und Luxationsfrakturen des Ellbogens

- Ellbogenluxationen
- Radiusköpfchenluxationen
- Monteggia-Frakturen.

8.1 Ärztliche Behandlung

Die *Ellbogenluxation* ist häufig mit einer Abscherfraktur des Processus coronoideus ulnae verbunden. Da die luxationsschwache Stelle radial liegt, wobei es dem Radiusköpfchen leicht gelingt über das Capitulum humeri nach dorsal zu gleiten, wird der Prozessus coronoideus der nachfolgenden Ulna beim Überspringen der Trochlea humeri häufig abgebrochen. In solchen Fällen wird *operativ* behandelt und nach der Reposition sowohl das abgebrochene Knochenfragment refixiert als auch das zerrissene Ligamentum anulare genäht.

Liegt keine Fraktur vor, wird *konservativ* behandelt, wobei das Ellbogengelenk ca. 14 Tage im Gips ruhiggestellt bleibt.

Radiusköpfchenluxationen kommen nicht nur bei Kindern, sondern auch bei Erwachsenen isoliert vor. Dabei können osteochondrale Kleinfragmente abgeschert werden. Es sind dies die sogenannten «flake fractures». Die Größe dieser Fragmente kann im Röntgenbild nicht immer zutreffend eingeschätzt werden, häufig sind sie größer, als das Röntgenbild vermuten läßt. Werden sie nicht *operativ* entfernt, können sie als freie Gelenkkörper die Bewegungen des Ellbogengelenks schmerzhaft behindern. Wird *operiert,* kann gleichzeitig das zerissene Ligamentum anulare genäht werden.

Bei *konservativer* Behandlung mit einer auf die Reposition folgenden Ruhigstellung von ca. 14 Tagen ist eine Reluxation möglich. In diesen Fällen wird sekundär operiert, wobei gewöhnlich eine Bandplastik gemacht werden muß.

Die *Monteggia-Fraktur,* bei der es sich um eine proximale Ulnafraktur mit Luxation des Radiusköpfchens handelt, wird stets *operativ* behandelt, da nur so ein befriedigendes funktionelles Resultat zu erwarten ist.

8.2 Anregungen zur funktionellen Behandlung von Luxationen und Luxationsfrakturen des Ellbogens

Es ist nicht Sache des Therapeuten, den Zeitpunkt der ersten funktionellen Behandlung zu bestimmen, doch ist es wünschenswert, daß nach operativer Behandlung sofort damit begonnen werden darf, bzw. die Dauer der Ruhigstellung auf ein Mindestmaß beschränkt bleibt. Drohenden Einschränkungen der Drehbewegungen des Vorderarms kann so rechtzeitig entgegengewirkt werden.

Das Problem bei der Behandlung dieser Verletzungsfolgen sind nicht die Frakturen. Eventuelle Kleinfragmente sind gegebenenfalls entfernt worden. Die Osteosynthese an der Ulna ist in der Regel bewegungsstabil. Behutsamkeit verlangen vor allem die Bandnähte oder die Bandplastiken, da die Heilungsdauer dieses Gewebes 4 bis 6 Wochen beträgt.

Vorgehen nach operativer und bei konservativer Behandlung

Da es auf den Beginn der funktionellen Behandlung bezogen keine Phase 1 gibt, entfallen entsprechende Vorschläge.

Phase 2: Bedingte Bewegungsstabilität entspricht hier der unmittelbar postoperativen Phase und bei konservativer Behandlung von Luxationen dem Zeitpunkt unmittelbar nach der Ruhigstellung.

Behandlungsziele

- Förderung der Resorption von Hämatomen/Ödemen
- Stabilisation der Körperlängsachse
- Mobilisation des Ellbogengelenks, des Handgelenks, der Fingergelenke, des Humeroskapulargelenks und der Schultergürtelgelenke.

Bedingungen

- Die Mobilisation des Ellbogengelenks in Flexion/Extension erfolgt hubfrei bis hubarm.
- Die Pronations-/Supinationsbewegungen werden bei extendiertem bzw. bei weitgehend extendiertem Ellbogengelenk hubfrei bis hubarm geübt.
- Die Mobilisation des Humeroskapulargelenks und der Schultergürtelgelenke erfolgt ohne Einschränkungen.

Funktionelle Behandlung

a) Einordnen der Körperabschnitte Becken/Brustkorb/Kopf in die vertikale Körperlängsachse (s. «Die Schulter», Teil 1, Abschnitt 5.4, Seite 87).
b) Eisabreibungen an Vorderarm und Hand oder wiederholtes Eintauchen in Eiswasser. Zirkulationsfördernde Übungen mit Fingern und Hand, Abschnitt 6, Übung 17 und 18, Seite 92.
c) Mobilisation des Ellbogengelenks

   Übungsbeispiele: Abschnitt 6, Übung 1/4/6.4/10, S. 51/56/63/75
d) Mobilisation des Humeroskapulargelenks und der Schultergürtelgelenke

   Übungsbeispiele: «Die Schulter», Teil 1, Abschnitt 5, Seite 50 bis 90, auf die Probleme des Patienten abgestimmte Wahl ohne Einschränkungen.

Phase 3: Bewegungsstabilität

Behandlungsziele

- Verbesserung der Beweglichkeit des Ellbogengelenks
- Differenzierung des Bewegungsverhaltens
- Abbau von Ausweichbewegungen bis zum automatischen Unterlassen.

Bedingungen

- Die Drehbewegungen des Vorderarms dürfen in jeder beliebigen Stellung des Ellbogengelenks ausgeführt werden.
- Der Arm darf ohne Einschränkungen für die Hubbelastung bewegt werden

Übungsbeispiele: Abschnitt 6, Übung 1 bis 13 mit allen Varianten, Seite 51;
«Die Schulter», Teil 1, Abschnitt 5, auf die Probleme des Patienten abgestimmte Wahl ohne Einschränkungen, seite 50 bis 90.

Glossar

Anteversion	Bewegungsausschlag im Sternoklavikulargelenk, bei dem sich der Distanzpunkt Akromion in einer Transversalebene nach ventral/medial bewegt.
Ausweichbewegung	Von normalen oder definierten Bewegungsabläufen abweichendes Verhalten.
Bewegungstoleranz	Umfang eines Bewegungsausschlags in einem Gelenk. Die anatomische Bewegungstoleranz wird passiv ermittelt und ist gewöhnlich etwas größer als die aktiv ermittelte physiologische Bewegungstoleranz.
Depression	Bewegungsausschlag im Sternoklavikulargelenk, bei dem sich der Distanzpunkt Akromion in einer Frontalebene nach kaudal/lateral (medial) bewegt.
Distanzpunkt	Punkt am bewegten Hebel, der bei Bewegungsausschlägen beobachtend verfolgt werden kann. Zur eindeutigen Bestimmung eines Bewegungsausschlags braucht man an beiden Gelenkpartnern/Hebeln Distanzpunkte, die man möglichst weit weg vom Drehpunkt wählt.
Drehpunkt	Gelenk.
Elevation	Bewegungsausschlag im Sternoklavikulargelenk, bei dem sich der Distanzpunkt Akromion in einer Frontalebene nach kranial/medial bewegt.

Entlastungsstellung	Vorübergehende Umverteilung von Teilgewichten des Körpers zur Entlastung bestimmter Muskeln, Muskelgruppen oder Gelenke.
Funktionelle Behandlung	Einflußnahme auf Störungen des Verhaltens in Ruhe und Bewegung mit dem Ziel, die normalen Funktionen in bezug auf Haltung, Beweglichkeit, Geschicklichkeit und Kraft wieder zu erlangen.
Funktioneller Körperabschnitt	Teil des Körpers, der seine Aufgaben als Einheit erfüllt. In diesem Sinne kann beispielsweise der Arm nicht getrennt vom Schultergürtel betrachtet werden und umgekehrt.
Funktioneller Status	Datensammlung, die es erlaubt, Verhaltensänderungen des Patienten in Ruhe und Bewegung zu erfassen, diese in einen Zusammenhang mit der Verletzung oder Erkrankung zu bringen und einen begründbaren Behandlungsplan daraus abzuleiten.
Frontalebene	Körperebene, die den Körper in einen ventralen und dorsalen Teil gliedert. Sie ist als Bewegungsebene für die proximalen Extremitätengelenke und die Wirbelsäule geeignet. Die mittlere Frontalebene teilt den Körper in eine ventrale und dorsale Hälfte.
Frontosagittale Achse	Schnittlinie einer Frontalebene mit einer Sagittalebene. Bewegungsachse der proximalen Extremitätengelenke und der Wirbelsäule.
Frontotransversale Achse	Schnittlinie einer Frontalebene mit einer Transversalebene. Bewegungsachse der proximalen Extremitätengelenke und der Wirbelsäule.
Frontotransversaler Thoraxdurchmesser	Schnittlinie der mittleren Frontalebene mit einer Transversalebene auf Höhe des 7. Brustwirbels.

Gegenaktivität	Statische Muskelaktivität, welche eine unerwünschte weiterlaufende Bewegung in einem bestimmten Drehpunkt oder Bewegungsniveau verhindert. In der funktionellen Bewegungslehre auch aktives Widerlager genannt.
Gegenbewegung	Bewegungsausschlag, der gleichzeitig in umgekehrter Richtung läuft wie die Primärbewegung und in einem bestimmten Drehpunkt oder Bewegungssegment eine unerwünschte weiterlaufende Bewegung verhindert. In der funktionellen Bewegungslehre auch widerlagernde Bewegung genannt.
Gegensinnig weiterlaufende Bewegung	Die Distanzpunkte der an einem bestimmten Bewegungsablauf beteiligten Gelenke bewegen sich jeweils von Drehpunkt zu Drehpunkt auf entgegengesetzten Kreisbahnen.
Gemischte weiterlaufende Bewegung	Die Distanzpunkte der an einem bestimmten Bewegungsablauf beteiligten Gelenke haben teilweise eine gemeinsame, teilweise eine gegenläufige Richtung.
Gleichgewichtsreaktion	Antwort des Körpers auf eine Neuanordnung seiner Teilgewichte. Diese ist besonders auffällig bei kleiner Unterstützungsfläche und horizontaler Gewichtsverschiebung.
Gleichsinnig weiterlaufende Bewegung	Sämtliche Distanzpunkte der am Bewegungsablauf beteiligten Gelenke bewegen sich auf gleichsinnigen Kreisbahnen.
Hub	Belastung der Muskulatur mit Teilgewichten des Körpers. Wird Gewicht gegen die Schwerkraft gehoben, leistet die Muskulatur «positiven Hub», wird das Gewicht bremsend in Richtung

	der Schwerkraft herunter gelassen, leistet die Muskulatur «negativen Hub».
Hubarme Bewegung	Das Teilgewicht des Körpers, welches gehoben oder bremsend herunter gelassen werden soll, wird vermindert, z. B. durch teilweise Gewichtsabgabe an eine Unterlage, an den eigenen Körper, durch Verkürzung des Hebels usw.
Hubfreie Bewegung	Es wird weder Gewicht gehoben noch bremsend herunter gelassen. Die Bewegungsachse steht vertikal im Raum.
Konstitution	Das unbeeinflußbare Verhältnis von Längen/Breiten/Tiefen des Körpers und die damit verbundene Anordnung bzw. Verteilung der Teilgewichte des Körpers.
Körperlängsachse	Virtuelle Längsachse durch den Rumpf. Als Schnittlinie der mittleren Frontalebene mit der Symmetrieebene wird sie frontosagittale Achse genannt. Sie steht in der 0-Stellung vertikal im Raum.
Potentielle Beweglichkeit	Reaktionsbereitschaft der Muskulatur mit der Fähigkeit angemessen zu agieren.
Primärbewegung	Bewegungsimpuls der zu einem Bewegungsablauf führt, in den mehrere Drehpunkte/Bewegungssegmente einbezogen werden.
Retroversion	Bewegungsausschlag im Sternoklavikulargelenk, bei dem sich der Distanzpunkt Akromion in einer transversalen Ebene nach dorsal/lateral (medial) bewegt.
Sagittalebene	Körperebene, die den Körper in rechts und links laterale Teile gliedert. Sie ist als Bewegungsebene für die proximalen Extremitätengelenke und die Wirbelsäule geeignet. Die mittlere Sagit-

	talebene teilt den Körper in zwei symmetrische Hälften, sie wird daher Symmetrieebene genannt.
Sagittotransversale Achse	Schnittlinie einer Sagittalebene mit einer Transversalebene. Bewegungsachse der proximalen Extremtitätengelenke und der Wirbelsäule.
Sagittotransversaler Thoraxdurchmesser	Schnittlinie der Symmetrieebene mit einer Transversalebene auf Höhe des 7. Brustwirbels.
Skapulaebene	Abhängig von der Krümmung der Rippen bildet die Ebene der Skapula einen mehr oder weniger großen Winkel mit der mittleren Frontalebene. Die Skapulaebene ist eine Bewegungsebene für den Humerus.
Transversalebene	Körperebene, die den Körper in einen kranialen und kaudalen Teil gliedert. Sie ist als Bewegungsebene für die proximalen Extremitätengelenke und die Wirbelsäule geeignet. Eine Transversalebene ist die Standebene.
Trunkohumerale Muskulatur	Sammelbegriff für alle Muskeln, welche den Stamm mit dem Oberarm verbinden.
Trunkozinguläre Muskulatur	Sammelbegriff für alle Muskeln, welche den Stamm mit dem Schultergürtel verbinden.
Weiterlaufende Bewegung	Ein Bewegungsablauf, in den mehrere Drehpunkte/Bewegungssegmente in einer bestimmten Reihenfolge involviert sind.
Winkelbewegung	Bewegungsausschlag, der durch Winkelveränderung in einem Gelenk charakterisiert ist.
Zingulohumerale Muskulatur	Sammelbegriff für alle Muskeln, welche den Schultergürtel mit dem Oberarm verbinden.

Literaturnachweis

Allgöwer M.: Chirurgie allgemeine und spezielle, Springer, Berlin, Heidelberg, New York, 1982.

Bennighoff A./Goertler K.: Lehrbuch der Anatomie des Menschen, Band 1, Urban und Schwarzenberg, München, Wien, Baltimore, 1978.

Bronner O./Gregor E.: Die Schulter und ihre funktionelle Behandlung nach Verletzungen und bei rheumatischen Erkrankungen, Pflaum, München, 1986.

Cotta H./Puhl W./Koester G.: Obere Gliedmaßen, Seite 206–255, Krankengymnastik 5, Orthopädie, Thieme, Stuttgart, New York, 1985.

Debrunner A. M.: Orthopädie, Huber, Bern, Stuttgart, Toronto, 1985.

Debrunner H. U.: Gelenkmessung, Bulletin Arbeitsgemeinschaft für Osteosynthese, 1971.

Kapandji I. A.: Funktionelle Anatomie der Gelenke 1, Obere Extremität, Enke, Stuttgart, 1984.

Klein-Vogelbach S.: Funktionelle Bewegungslehre, Springer, Berlin, Heidelberg, New York, Tokio, 1984.

Lanz v. T./Wachsmuth W.: Praktische Anatomie 1/3 Arm, Springer, Berlin, Göttingen, Heidelberg, 1959.

List M.: Krankengymnastische Behandlungen in der Traumatologie, Springer, Berlin, Heidelberg, New York, Tokyo, 1986.

Mülmann A. v.: Krankengymnastik bei Verletzungsfolgen am Bewegungsapparat, Pflaum, München, 1986.

Mumenthaler M.: Der Schulter-Arm-Schmerz, Huber, Bern, Stuttgart, Wien, 1980.

Voss H./Herrlinger R.: Taschenbuch der Anatomie 1, Bewegungssystem, Fischer, Stuttgart, 1985.